*LES ACTUALITÉS MÉDICALES*

# Le Traitement

*de la*

# Constipation

# ACTUALITÉS MÉDICALES

**1ʳᵉ Série. — Volumes de 96 pages. Chaque volume.... 3 fr. 50**

Les Enfants retardataires, par Apert.
Diagnostic de l'Appendicite, par Auvray.
La Diphtérie, par Barbier et Ulmann.
Le Pneumothorax, par Léon Bernard.
Les Rayons N et les Rayons N1, par Bordier.
Les Auto-Intoxications de la Grossesse, par Bouffe de Saint-Blaise.
Les Accidents du Travail, 2ᵉ édit., par Brouardel.
Les Fièvres paratyphoïdes, par J. Carle.
Les Dégénérations d'organes, par Carnot.
La Radioscopie clinique de l'Estomac, par Cernée et Delaforge.
Mouches et Choléra, par Chantemesse et Borel.
Moustiques et Fièvre jaune, par Chantemesse et Borel.
Cancer et Tuberculose, par Claude.
L'Odorat et ses Troubles, par Collet.
Radiothérapie dans les Maladies du Sang, par Crémieu.
La Chaleur et le Froid, par Daussel.
Les Folies intermittentes, par Deny et Camus.
La Démence précoce, par Deny et Roy.
La Méningite cérébro-spinale, par Dopter.
Les Oxydations de l'Organisme, par Enriquez et Sicard.
Déséquilibre du Ventre et Névropathies consécutives, par Fraikin.
Le Rhume des Foins, par Garel.
Les Maladies du Cuir chevelu, 2ᵉ édit., par Gaston.
Hygiène du Visage, 2ᵉ édit., par Gaston.
Calculs biliaires, par Gaultier.
Les Dilatations de l'Estomac, par Gaultier.
Les Opsonines, 2ᵉ édit., par Gaultier.
La Syphilis de la Moelle, par Gilbert et Lion.
L'Artériosclérose, 2ᵉ édit., par Gouget.
Diagnostic des Maladies de la Moelle, 2ᵉ édit., par Grasset et Rimbaud.
Diagnostic des Maladies de l'Encéphale, 2ᵉ édit., par Grasset et Rimbaud.
Trachéo-bronchoscopie et Œsophagoscopie, par Guisez.
Syphilis et Cancer, par Horand.
La Pratique héliothérapique, par Jaubert.

Médications nouvelles en Obstétrique, par Keim.
Le Cytodiagnostic, 2ᵉ édit., par M. Labbé.
Le Sang, 2ᵉ édit., par M. Labbé.
Les Thérapeutiques récentes dans les Maladies nerveuses, par Lannois et Popol.
L'Anaphylaxie alimentaire, par Laroche, Richet fils, Saint-Girons.
Le Rein mobile, par Legueu.
L'Obésité et son Traitement, par Le Noir.
Le Diabète, 2 vol., 2ᵉ édit., par Lépine.
Les Névralgies, par Lévy et Baudouin.
Le Rachitisme, par Marfan.
L'Acétonurie et son traitement, par Mauban.
La Vaccination antityphoïdique, par Méry.
Traitement de la Syphilis par le 606, 2ᵉ édit., par Milian.
L'Anaphylaxie, par Minet et Leclercq.
La Protection de la Santé, par Mosny.
Les Médications préventives, par Nattan-Larrier.
La Médication surrénale, par Oppenheim et Lorper.
Puériculture et Pouponnières, par Raimondi.
L'Allaitement, par Raimondi.
La Pratique radiologique, par Réchou.
La Paralysie générale traumatique et les Accidents du Travail, par Régis et Verger.
Les États neurasthéniques, par Riche.
Les Névroses traumatiques, par J. Roux.
Les Empoisonnements alimentaires, par Sacquépée.
Les Traitements du Goitre exophtalmique, par Sainton et Delherm.
Tuberculinothérapie et Sérothérapie antituberculeuse, par Sézary.
Le Rhumatisme articulaire aigu, par les Drs Triboulet et Coyon.
La Petite Chirurgie urinaire, par Uteau.
Traitement des Anémies, par Vaquez et Aubertin.
La Cure de déchloruration, 2ᵉ édit., par Widal et Javal.
La Fulguration, par Zimmern.
Courants de haute fréquence et d'Arsonvalisation, par Zimmern et Turchini.

**2ᵉ Série. — Volumes à nombre de pages et à prix variables :**

Apert. La Goutte et son traitement, 2ᵉ édition.................... 3 fr. 50
Chabrol et Benard. Les Ictères.
Cruchet et Moulinier. Le Mal des Aviateurs. 3 fr.
Froussard. Traitement de la Constipation, 2ᵉ édit.
Gaultier. Exploration du Tube digestif, 2ᵉ édition..................... 3 fr. 50
Gley. Les Sécrétions internes, 2ᵉ édit. 3 fr. 50
Guilbert. Technique de la Radiothérapie profonde................... 4 fr.
Josué. La Séméiologie cardiaque actuelle, 2ᵉ édition.................... 3 fr.
Maublanc et Ratié. Guide pratique pour l'examen médical des Aviateurs....... 3 fr.
Mauclaire et Bouchacourt. Radiographie chirurgicale................. 4 fr. 50
Nicolas et Jambon. Hygiène de la peau et du cuir chevelu, 2ᵉ édit............ 3 fr.
Pèhu. L'Alimentation des Enfants malades, 2ᵉ édit.
Perrin (M.) et Richard. Les Arythmies. 3 fr. 50
Ricard-Pomarède. La Cure de Diurèse. 3 fr.
Springer. Traitement des Troubles des arrêts de croissance.
Teissier (J.). Les Albuminuries curables, 2ᵉ édit., 3 volumes. Chaque volume 3 fr.
Weil et Mouriquand. L'Alimentation et les Maladies par carence............ 3 fr.

*LES ACTUALITÉS MÉDICALES*

# Le Traitement
### de la
# Constipation

PAR

## Le D' FROUSSARD
Ancien interne des hôpitaux de Paris
Médecin consultant à Plombières

**TROISIÈME ÉDITION**

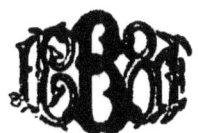

PARIS
LIBRAIRIE J.-B. BAILLIÈRE ET FILS
19, RUE HAUTEFEUILLE, 19

1921
Tous droits réservés

# PRÉFACE

Pendant de longues années, les purgatifs ont été considérés comme les seuls agents thérapeutiques à opposer à la constipation habituelle. Aussi leurs indications et contre-indications ainsi que leur posologie ont-elles été l'objet d'études approfondies. Aujourd'hui, ces différents agents médicamenteux ne sont plus considérés que comme des drogues symptomatiques. Par contre, les agents physiques, dont la place en thérapeutique devient de plus en plus grande, semblent devoir être les seuls à employer dans le traitement *curatif* de ce syndrome morbide.

Cependant le médecin praticien est encore, le plus souvent, peu au courant du mode d'action, des indications et contre-indications de ces divers agents thérapeutiques, dont l'application est en général laissée au spécialiste compétent.

Il nous a paru intéressant, dans un travail d'ensemble, de mettre le praticien, chargé de la direction générale du traitement, à même de juger, dans chaque cas particulier, de la valeur de l'agent physique qu'il conseille, d'en discuter l'opportunité et même, au besoin, d'en faire lui-même l'application. L'utilité d'une semblable étude avait particulièrement frappé le regretté D<sup>r</sup> Soupault, médecin des hôpitaux de Paris. En effet, sous forme de préface à la première édition de cet opuscule, il avait bien voulu écrire les lignes suivantes :

« J'ai lu ce petit livre avec un réel intérêt, et beaucoup de médecins et de malades trouveront aussi, je pense, grand profit à le consulter.

« En effet, l'auteur, s'inspirant des acquisitions récentes sur les différentes formes cliniques et les causes étiologiques très variées de la constipation, en montre la très grande diversité d'origine, le mécanisme extrêmement variable, et déduit de cette étude un traitement méthodique et rationnel.

« C'est qu'en effet la constipation, symptôme banal s'il en fût, n'est pas *une* : elle revêt les aspects les plus variés, et son traitement exige de la part du médecin un tact parfait et une connaissance approfondie de la pathologie du tube digestif. Sans doute, rien n'est plus facile pour un malade que d'obtenir des selles quotidiennes : point n'est besoin même pour cela de demander l'assistance d'un médecin ; il suffit de consulter des annonces que nombre de pharmaciens répandent à profusion dans le public sous forme de brochures ou d'annonces à la quatrième page des journaux.

« Mais ce n'est pas par l'usage répété des laxatifs et des purgatifs qu'on guérit la constipation. On obtient de cette façon un résultat sans lendemain ; et même on peut dire que souvent le remède est pire que le mal, car la plupart des substances drastiques qui entrent dans la composition des pilules purgatives irritent l'intestin et aggravent bien souvent la maladie, en émoussant plus ou moins rapidement les fonctions de cet organe.

« Le médecin soucieux de guérir ou d'améliorer

sérieusement la constipation doit faire une étude très sérieuse des causes de ce syndrome et des symptômes qui lui sont associés. Il doit faire un relevé exact et minutieux de tous les éléments pathologiques qui existent chez un constipé et les faire entrer en ligne de compte pour l'établissement du diagnostic et du traitement de cette affection, dont les formes sont si variées qu'elles réclament des traitements absolument dissemblables et parfois contraires.

« Si l'emploi de médicaments internes est parfois indispensable, tout au moins doit-on s'appliquer à en restreindre le plus possible l'emploi et à choisir parmi eux les moins irritants. Mais, en tout cas, la préférence doit être donnée dans une large mesure aux méthodes hygiéniques et aux traitements externes, qui, selon les besoins, peuvent être combinés et variés à l'infini.

« C'est précisément sur ce plan et en se basant sur ces principes que ce manuel est écrit. L'auteur, peu soucieux de fournir une liste interminable de purgatifs, s'est surtout attaché à développer l'étude et les indications des règles hygiéniques et des méthodes physiques: la diététique, l'hydrothérapie, l'électrothérapie, le massage, dont la technique est exposée avec des détails qu'on ne trouve dans aucun traité analogue, y sont étudiés avec soin dans leurs indications et leurs résultats, de sorte que point n'est besoin, comme il arrive trop souvent, d'aller consulter des manuels spéciaux pour chaque intervention. C'est là un avantage considérable qui n'échappera pas au lecteur.

« Je félicite donc très sincèrement l'auteur de la façon dont il a conçu ce petit traité de la constipation.

Elle répond parfaitement aux tendances actuelles de la clinique et de la thérapeutique, qui a pour but principal la recherche des causes des maladies et leur guérison par l'hygiène plutôt que par les médicaments. Ces règles générales sont plus justifiées encore pour le traitement des maladies du tube digestif que pour celui des affections des autres appareils. »

Depuis ces dernières années, l'application de la radiographie à l'étude du tractus gastro-intestinal a permis d'assigner une cause anatomique à beaucoup de cas de constipation considérée comme simplement habituelle. Des vices de conformation congénitaux ou acquis : coudures, allongements des différents segments et des mésos, mobilité anormale, compression par des tumeurs intra ou extra-intestinales, etc., ont été ainsi révélés comme étant la cause directe de la coprostase.

Ces cas forment tout un groupe très important de constipation chirurgicale, suivant l'heureuse expression de Pauchet et Lefebvre.

Le traitement curatif de ces cas appartient à la chirurgie et sort par conséquent de notre cadre.

# LE TRAITEMENT
## DE LA
# CONSTIPATION

## I. — DÉFINITION

Par le mot *constipation*, on entend un trouble de la défécation caractérisé par la difficulté plus ou moins grande d'obtenir journellement l'exonération suffisante du gros intestin.

Ainsi définie, la constipation n'est pas une maladie, mais un simple syndrome, expression clinique soit de troubles intestinaux, soit d'un état général.

Quelquefois passagère, aiguë, elle perd tout son intérêt devant la gravité des affections diverses dont elle n'est qu'un symptôme (troubles gastro-intestinaux primitifs ou accompagnant les infections générales : méningite, intoxication saturnine aiguë); son traitement est très simple : quelques purgatifs suffisent pour rétablir le cours normal des matières.

D'un autre côté, la constipation est très souvent chronique. Traitée presque toujours dès le début avec mépris, et le plus souvent par l'emploi déraisonné et successif de toutes les diverses préparations purgatives dont on voit partout vanter les prétendues vertus, elle devient, par sa durée, son opiniâtreté, le désespoir et du malade et de son médecin.

Cette constipation chronique relève elle-même de

nombreux fa[...]
toujours jus[...]

Tout d'abo[...]
constipation [...]
coup de tun[...]
occasionnent [...]
est de mêm[...]
exercée par [...]
trophié. Des [...]
peuvent soit [...]
rences anor[...]
Enfin, divers [...]
congénitaux [...]
rêter le cour[...]
que, dans to[...]
*par obstacle* [...]
peut servir [...]
ne pourra s'[...]
plète de la l[...]
de la radios[...]
cas devienne[...]
mieux en m[...]
cette constip[...]
donné lieu à [...]
santes de la p[...]

Dans la ma[...]
dite *habituell*[...]
*nique* par ob[...]
effet, incrimi[...]
ment perman[...]
lature de l'in[...]
semble seule [...]
dans la force [...]

## II. — ÉTIOLOGIE

Les causes de la *constipation habituelle* sont fort nombreuses, et il est difficile de les classer méthodiquement. Pour la facilité de l'exposition, nous réunirons les principales d'entre elles sous quatre chapitres, suivant qu'elles agissent sur :

1° La sensibilité de la muqueuse ;
2° La contraction de la fibre musculaire elle-même ;
3° L'influx nerveux ;
4° La circulation sanguine.

Cette classification n'est que très arbitraire, car la même cause peut agir simultanément sur plusieurs ou même sur la totalité des parties anatomiques constituant l'intestin.

### 1. — CAUSES AGISSANT SUR LA SENSIBILITÉ DE LA MUQUEUSE

La cause principale de la contraction musculaire réflexe de l'intestin est son contenu. Les aliments introduits dans le tube digestif, ainsi que les sécrétions glandulaires qui s'y déversent normalement, mettent en jeu la sensibilité spéciale de la muqueuse, autant par leur composition chimique que par leur contact. Il est donc facile de comprendre comment cette sensibilité sera plus ou moins réveillée, suivant la composition du contenu intestinal.

Toutes choses étant normales, d'ailleurs, la force de contraction musculaire est en rapport direct avec l'intensité de l'excitation. Le contenu intestinal peut donc provoquer des contractions ou trop violentes, ou pas assez fortes.

1° **Constipation par hypoexcitation de la muqueuse intestinale.** — Le régime carné trop exclusif prive la muqueuse intestinale de l'excitation produite par les acides organiques, fournis par la digestion des graisses, du sucre et des végétaux.

La présence de la bile dans l'intestin provoque le péristaltisme; aussi certaines affections hépatiques, qui modifient quantitativement et qualitativement la sécrétion biliaire, s'accompagnent de constipation; témoin la cirrhose atrophique.

Enfin une excitation trop forte ou trop souvent répétée semble entraîner, après un temps plus ou moins long, l'obnubilation de la sensibilité.

C'est ainsi qu'à la longue la mauvaise habitude de se retenir, au moment où le besoin de la défécation se fait sentir, permet aux matières de s'accumuler dans le rectum, sans réveiller la sensibilité spéciale de la muqueuse.

C'est aussi par ce même mécanisme de l'épuisement de la sensibilité qu'agit l'abus des purgatifs, des lavements et des lavages de l'intestin.

2° **Constipation par hyperexcitation de la muqueuse intestinale.** — Une excitation trop forte donnera lieu à une contraction exagérée et incoordonnée (spasme); elle pourra produire des mouvements antipéristaltiques et peut-être aussi un défaut de synchronisme dans la contraction des fibres longitudinales et circulaires.

Une nourriture exclusivement herbacée excite trop fortement la muqueuse par les acides provenant de la digestion de la cellulose. De ce fait, la fibre musculaire lisse subira, à la longue, des modifications d'abord dynamiques, puis organiques, qui la rendront incapable d'assurer la progression régulière des matières.

Le chyme trop acide, tel qu'il existe dans les cas d'hyperchlorhydrie, agit de même; aussi la constipation est-elle souvent associée à cette dyspepsie et à l'ulcus.

Les viandes faisandées, les viandes salées ou fumées, les épices, les spiritueux riches en essence, certains sels minéraux (comme les sels de plomb), contenus dans l'eau de l'alimentation agissent d'une façon exagérée sur la contraction intestinale.

## 2. — CAUSES AGISSANT SUR LA CONTRACTION MUSCULAIRE ELLE-MÊME

La contraction musculaire peut être normale et, cependant, se montrer au-dessous de sa tâche, soit parce que le bol fécal est trop volumineux ou trop sec pour pouvoir cheminer, soit, au contraire, parce qu'il n'est pas assez volumineux pour ressentir les effets de la contraction.

Le contenu intestinal peut, en effet, par ses qualités physiques, exiger, pour progresser, une contraction musculaire plus forte que la normale: la coprostase en est la conséquence.

C'est le cas lorsque la nourriture est composée de détritus volumineux (grande quantité de cellulose provenant de l'ingestion de légumes crus ou cuits, mais non finement divisés). On explique aussi de cette façon la constipation des nouveau-nés, nourris avec du lait de vache non coupé d'eau. Les grumeaux du caillot sont trop volumineux, et la contraction de la fibre intestinale est insuffisante pour en assurer la progression.

Cette dernière est aussi entravée par le déficit dans la quantité d'eau que les matières fécales doivent normalement contenir. D'après Illoway, cette quantité est de 74 p. 100; 50 p. 100 de liquide rend la progression lente et pénible; 20 p. 100, seulement, empêche les matières de circuler, quelle que soit la puissance de la contraction musculaire. C'est là la condamnation des régimes secs absolus.

Dans ces cas de constipation par défaut relatif de la contraction musculaire doivent rentrer ceux où l'impotence fonctionnelle des muscles présidant à la défécation crée l'impossibilité d'évacuer complètement l'S iliaque et le rectum. La défécation est, en effet, un acte qui demande une énergie énorme, fournie plus par la contraction des muscles de la cavité abdominale (diaphragme, sangle musculo-aponévrotique antéro-latérale, périnée) que par la contraction du gros intestin. La diminution de contraction de la totalité de ces muscles ou de quelques-uns d'entre eux (ce qui imprime une direction anormale à la poussée) laisse au gros intestin le soin de se vider par sa propre force. Or, normalement, il en est incapable: la défécation ne peut alors se faire que par trop-plein, par regorgement.

Dans d'autres circonstances, la contraction musculaire peut être normale, mais le volume du bol fécal est trop minime pour en ressentir les effets: la contraction s'exerce, peut-on dire, à vide. C'est ce qui arrive dans les cas où le régime est exclusivement composé de viande, d'œufs, de pâtes alimentaires. Cependant la contraction intestinale ne s'exerce directement qu'en partie sur le bol fécal. Les gaz contenus dans l'intestin sous une certaine tension sont chargés de la transmission au contenu de l'intestin de la force développée par la contraction musculaire. Aussi voit-on l'hypotension abdominale, les éventrations coexister avec la constipation.

### 3. — CAUSES AGISSANT SUR L'INNERVATION

Certaines affections nerveuses centrales, soit destructives, soit irritatives, agissent par inhibition ou par irritation sur les ganglions de Meissner ou d'Auerbach, qui président à la contraction de l'intestin.

Les affections classées jusqu'à présent sous l'étiquette de *névroses*, telles l'hystérie, la neurasthénie, peuvent influencer la contraction intestinale, en produisant soit du spasme, soit au contraire de l'insuffisance fonctionnelle de la fibre musculaire. Elles peuvent aussi agir sur la sensibilité spéciale de la muqueuse, en donnant lieu, suivant les cas, à l'hyperesthésie ou à l'hypoesthésie.

Quelques états morbides des organes en rapport de continuité avec l'intestin peuvent amener certaines perturbations dans les fonctions nerveuses de ce dernier. Ceci s'explique par la communauté d'origine des filets nerveux, qui se distribuent aux différents viscères abdominaux, et par les nombreuses anastomoses plexiformes. Toutes les affections douloureuses de l'estomac, de la vésicule biliaire, des reins, de la vessie, des ovaires et de l'utérus peuvent amener, chez les sujets nerveux, de la constipation par spasme de l'intestin. Le même effet est produit par le simple tiraillement des filets nerveux contenus dans le pédicule des organes déplacés, ptosés.

## 4. — CAUSES AGISSANT SUR LA CIRCULATION

Comme tout muscle qui travaille, la tunique musculaire de l'intestin exige une circulation sanguine active qui lui apporte un sang riche en oxygène et qui assure le retour du sang chargé des déchets des combustions organiques.

Cette condition ne se trouve pas remplie dans les cas de stase de la veine porte, si fréquente chez les personnes sédentaires. Chez elles, le retour à une vie active, permettant une circulation sanguine régulière, fait très souvent cesser la constipation.

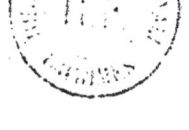

## III. — PATHOGÉNIE
## CONSIDÉRATIONS THÉRAPEUTIQUES

Comme nous l'avons vu, les différentes causes de la constipation s'adressent à la fibre musculaire lisse, soit en modifiant sa nutrition (stase sanguine), soit en agissant sur sa contraction (vices d'alimentation, modifications de l'innervation).

L'anomalité des contractions de l'intestin soit par excès (spasme), soit par défaut (atonie), résume donc toute la pathogénie de la constipation. Il est en effet facile de concevoir que des contractions trop violentes et irrégulières, produisant des rétrécissements spasmodiques persistant souvent plusieurs heures, entraveront tout aussi bien le cours des matières que l'inertie de la fibre musculaire.

Depuis les travaux de Kussmaul et de Fleiner, en effet, on oppose le spasme de l'intestin à l'atonie, qui seule expliqua longtemps la constipation.

Au début, le spasme de l'intestin est seulement fonctionnel, c'est-à-dire qu'il ne s'accompagne pas de modifications histologiques du muscle. Cependant, avec le temps, celles-ci apparaissent et consistent en une hypertrophie de la fibre musculaire. De même, l'insuffisance de la contraction n'est pas toujours synonyme d'atrophie musculaire; comme tout muscle dont le travail a été poussé à l'excès, le muscle intestinal a besoin d'un repos prolongé (atonie physiologique, pourrait-on dire); ce n'est qu'après une longue période de surmenage fonctionnel que l'atonie anatomique, l'atrophie, survient.

L'intestin obéit donc aux mêmes lois générales auxquelles sont soumis les organes creux musculaires. Dans son ensemble, grâce à sa double couche de fibres musculaires lisses, longitudinales et circulaires, il représente du reste un long muscle creux. Soit par suite d'une excitation trop forte venue de la muqueuse, soit par suite d'un bol fécal trop volumineux ou pas assez fluide, le muscle intestinal s'hypertrophiera d'abord fonctionnellement, puis anatomiquement, pour remplir la tâche qui lui incombe; mais cette hypertrophie d'adaptation a des limites; si le surcroit de travail continue à être exigé, le muscle aura des défaillances d'abord courtes, puis de plus en plus longues, jusqu'au moment où elles deviendront permanentes, parce qu'elles répondent alors à la dégénérescence du muscle lui-même. C'est ainsi que l'on voit l'asystolie faire suite à l'hypertrophie cardiaque, l'atonie succéder au spasme de l'intestin.

Spasme et atonie ne sont donc pas deux états toujours opposés et contradictoires : l'une, en effet, découle de l'autre, et de fait on les rencontre souvent tous deux chez le même malade. A ce point de vue, l'examen systématique de l'abdomen permet de classer schématiquement les constipés en trois grandes classes.

Dans la première se trouvent les spasmodiques vrais ; leur gros intestin semble augmenter de volume : il forme un cylindre plus ou moins volumineux, toujours résistant, répondant par une forte contraction, quelquefois douloureuse, à l'excitation mécanique produite par la palpation. Chez eux, on ne trouve point de dilatation, mais de la distension.

L'accumulation de gaz forme des poches ampuliaires rénitentes dont la paroi est ferme, résistante, fortement contractée; la main qui palpe ne peut la déprimer.

Dans la seconde classe, on rencontre du spasme et de l'atonie. Cette dernière peut cependant n'être pas toujours permanente et fixe; c'est ainsi qu'une anse intestinale, dont la paroi paraîtra molle et incapable de se contracter fortement sur son contenu gazeux, pourra se montrer atteinte de spasme quelques heures plus tard; l'atonie n'est pas alors définitive; il ne s'agit, en quelque sorte, que d'un repos exagéré et temporaire.

Dans la troisième classe, les choses sont plus graves; le spasme a disparu, la palpation est incapable de révéler une anse intestinale vide. Ce n'est que par son contenu que nous devinons l'intestin; sa paroi, à travers les muscles de l'abdomen, ne nous donne aucune sensation spéciale.

Ces différents états morbides de l'intestin ont une très grande importance au point de vue thérapeutique. En effet, à chaque état morbide répond un état anatomique particulier, et il est dangereux de vouloir, comme cela a été pratiqué, alors qu'on admettait l'atonie dans tous les cas, augmenter toujours la contraction intestinale. Dans les cas de spasme, en effet, c'est un traitement sédatif qu'il faut instituer si l'on ne veut pas précipiter les événements et rendre l'atonie inévitable. C'est la même règle de conduite qu'il faudra tenir dans les cas de spasme et d'atonie concomitants. La meilleure façon d'éviter le repos morbide, la dégénérescence du muscle est, sans contredit, d'éviter sa fatigue. Dans les cas d'atonie, nous devons, au contraire, soit en donnant lieu à un travail naturel et normal de l'intestin, soit par des contractions judicieusement provoquées, nous efforcer de régénérer le muscle lui-même. C'est une tâche qui demande beaucoup de soins et de précaution, car on doit toujours *proportionner l'effort demandé à la force musculaire existante*; sinon, on s'expose à précipiter la déchéance de l'organe.

Les moyens thérapeutiques mis depuis quelques années en pratique contre la constipation sont surtout d'ordre mécanique.

Par l'hygiène alimentaire, on modifie les excitations venues de la muqueuse; par le massage, la gymnastique, l'électricité, l'hydrothérapie, on arrive à exercer sur l'intestin une action sédative ou, au contraire, excitante. Enfin les exercices généraux et surtout les exercices spéciaux s'adressant aux muscles de l'abdomen assurent une circulation régulière dans le domaine de la veine porte.

Les médicaments proprement dits, et en particulier les purgatifs, n'ont plus qu'un rôle secondaire. Ces derniers, et encore seulement quelques-uns d'entre eux, sont employés de temps en temps pour assurer la décharge de l'intestin, en cas de coprostase. D'autres médicaments justifient leur emploi momentané par leur action sédative sur le système nerveux, et par actes réflexes, sur la fibre musculaire elle-même, soit au contraire par l'excitation nerveuse qu'ils provoquent et les modifications de contraction qu'ils amènent dans la fibre musculaire lisse.

Dans des chapitres spéciaux, nous étudierons séparément ces moyens thérapeutiques dans la constipation spasmodique, puis dans la constipation atonique; auparavant, il est de toute nécessité de décrire les symptômes cliniques de la constipation et les sensations spéciales que l'intestin donne à la palpation. car ce n'est qu'après s'être rendu un compte exact de l'état dynamique de l'organe que l'on peut appliquer une thérapeutique rationnelle et réellement efficace.

## IV. — SYMPTOMES

Ce serait une grosse erreur de croire que la constipation est toujours caractérisée cliniquement par des selles « rares, peu abondantes et dures », suivant l'expression de Potain. Si certains malades, à une période quelconque de leur existence, présentent ce syndrome complet, il faut bien savoir qu'il n'en a pas toujours été ainsi. Pendant de longues années, leur intestin a fonctionné, mais mal, car le trouble morbide portait isolément soit sur le nombre, soit sur le volume, soit encore sur la sécheresse des matières.

L'interrogatoire des malades montre que les choses se passent, en général, de cette façon. Le tube digestif, dès la plus tendre enfance, a toujours fait preuve d'une grande susceptibilité et d'un fonctionnement imparfait. Sans insister sur la fréquence de l'entérite dans la première année, ce sont des troubles gastro-intestinaux fréquents : indigestions, diarrhées, périodes de constipation aux moindres écarts de régime ; puis viennent les années de pension, la constipation alors s'établit petit à petit ; peu surveillés sous ce rapport, les enfants se retiennent comme nous l'avons observé maintes fois, soit parce qu'ils sont distraits par leur jeu, soit parce qu'ils ont une répulsion instinctive à aller dans les locaux aménagés à cet effet, mais en général toujours mal tenus. Ce trouble intestinal passe inaperçu, car, de temps en temps, l'exonération a lieu soit naturellement, soit sous forme de diarrhée s'accompagnant de coliques plus ou moins vives. Dans le sexe masculin, le retour à une vie plus active, à une hygiène mieux comprise, régularise souvent, après la vie de pension, la fonction intestinale. Chez la jeune fille, il en est rarement de même, son hygiène est très défectueuse, surtout au point de vue des exercices en plein air. Et puis cela est si pratique de n'avoir à s'occuper de son intestin que de temps en temps !

Cependant, tôt ou tard, vient un moment où l'on commence à souffrir réellement de la constipation. C'est une gêne, une pesanteur abdominale, quelquefois de vives douleurs, des coliques s'accompagnant de flux diarrhéiques ; ce sont des malaises, des douleurs dans le bas-ventre au moment de la période menstruelle ; c'est une gêne épigastrique après le repas, des digestions pénibles, avec malaise et torpeur ; ce sont des céphalées, des nuits agitées, entrecoupées de cauchemars, tous symptômes qui s'amendent et disparaissent quand l'intestin a pu s'exonérer. Alors fait suite une période plus ou moins longue, où, sans direction, on lutte contre la constipation par l'usage journalier de lavements, par la prise quotidienne de purgatifs plus ou moins efficaces, mais toujours dangereux. La liste de ces préparations pharmaceutiques est heureusement longue, car les succès obtenus par les premières prises de ces drogues ou spécialités s'atténuent vite et disparaissent rapidement ; aussi faut-il les varier à l'infini !

Pendant cette longue période qui échappe au médecin, car on a recours à lui que quand tous les purgatifs utilisés n'agissent plus, le patient a présenté de la constipation horaire, quantitative ou qualitative. A ces différentes constipations (que nous avons appelées *dissociées*, parce que le syndrome constipation ne se rencontre pas au complet) a fait suite la constipation totale, c'est-à-dire celle où l'on rencontre à la fois la rareté, le peu d'abondance et la sécheresse des selles.

Ce sont ces différentes modalités cliniques que nous allons étudier.

**Constipation horaire.** — En général, on admet qu'en état de santé on doit avoir régulièrement une selle par jour. Cependant certaines personnes ne vont à la selle que tous les deux jours, sans paraître en souffrir. Tout au moins tous les deux jours nous semble la limite extrême que l'on puisse tolérer.

Dans la constipation horaire, les selles ne se présentent que tous les trois ou quatre jours; quelquefois, après un intervalle plus long encore. Les matières peuvent être normales en tant que quantité et qualité. Souvent même, leur volume est considérable, en rapport avec la quantité des aliments ingérés pendant le laps de temps qui sépare deux selles.

Quelquefois, ces selles sont liquides, s'accompagnant de douleurs, de coliques; la coprostase cæcale semble avoir provoqué une débâcle. C'est une cause d'erreur de diagnostic importante à éviter, car les malades, obnubilés par leur prétendue diarrhée, se présentent à nous comme des diarrhéiques, sans faire mention du temps trop long qu'ils passent sans avoir de selles.

La constipation horaire semble être le mode clinique habituel du début de l'affection chez les personnes qui se retiennent volontairement.

**Constipation quantitative.** — Le poids de matières fécales rendues dans les vingt-quatre heures a été estimé à 180 grammes. C'est là un chiffre sujet à de nombreuses variations; il faut en effet tenir compte du régime, de la quantité et de la nature des aliments ingérés.

Dans la constipation quantitative, les malades peuvent aller à la selle régulièrement tous les jours, même quelquefois plusieurs fois par jour. Chaque fois, la quantité de matières rendues est minime et ne représente qu'une partie du contenu du gros intestin. Il y a donc coprostase; il semble que les malades défèquent par regorgement, n'expulsant au dehors que le trop-plein. La palpation de l'abdomen et le toucher rectal ou vaginal révèlent la coprostase dans le gros intestin, y compris souvent le rectum, alors même qu'il y a eu une selle quelques moments auparavant. Cette constipation quantitative se rencontre surtout chez les sujets dont la paroi abdominale est relâchée, atone.

**Constipation qualitative.** — Les matières rendues par l'anus doivent être normalement de consistance molle, agglomérées sous forme d'un boudin. Dans bien des cas, cet aspect n'est plus le même, bien que les selles soient normales en nombre et en volume. Ce qui domine, c'est leur sécheresse, leur dureté, témoignant d'un long séjour dans l'abdomen. Elles sont, en outre, fragmentées en grosses boulettes, de la grosseur d'un œuf de pigeon, d'un marron, plus rarement d'un œuf de poule. D'autres fois, la fragmentation est plus complète, ce ne sont plus que de petites billes, de petites noisettes, des crottes de biques (matières ovilées). Il n'est pas rare de voir ces petits fragments expulsés avec une grande quantité de mucus, au milieu de coliques violentes.

Cette constipation qualitative se rencontre plus particulièrement chez les nerveux atteints de spasme de l'intestin. Elle fait partie intégrante du syndrome entérocolite muco-membraneuse.

Il va sans dire que ces différentes modalités cliniques persistent rarement pures. Décrites séparément pour la facilité de l'exposition, elles s'associent fréquemment les unes aux autres chez le même sujet.

**Constipation totale.** — 1° *Type spasmodique.* — Les selles sont espacées; elles surviennent rarement spontanément; le plus souvent, il faut les provoquer; les lavements se montrent la plupart du temps inefficaces; il faut avoir recours à des purgatifs qui agissent avec lenteur et provoquent de violentes douleurs, laissant le ventre endolori plusieurs jours de suite. Les matières sont petites, fragmentées, ovillées, ou déchiquetées, de volume infime, formant quelquefois de petits cylindres gros comme le doigt ou comme un crayon. Voilà ce que nous apprend l'interrogatoire. D'une façon inconstante toutefois, les malades se plaignent de douleurs à localisation variable, de sensation de crampe, de « poussées » du côté du rectum, de faux besoins. De temps en temps peuvent survenir une ou deux selles diarrhéiques abondantes, le plus souvent annoncées par des coliques violentes, avec impossibilité de se retenir.

L'examen de l'abdomen par les différents moyens d'investigation clinique, surtout la palpation, est très instructif.

Si l'on déprime de l'extrémité des doigts la paroi intestinale préalablement relâchée dans la région de la fosse iliaque gauche, on tombe facilement sur l'S iliaque, qui paraît vide de tout contenu; de plus, ce segment intestinal se présente sous la forme d'un cylindre résistant à parois épaissies. Ce cylindre roule sous les doigts promenés lentement et transversalement à sa direction; la sensation de ressaut se perçoit facilement; un mouvement brusque, une manœuvre brutale semblent produire une contraction violente, quelquefois douloureuse; des frictions douces et lentes paraissent au contraire le rendre moins dur.

Il n'est pas rare que l'on puisse suivre le côlon descendant, présentant le même aspect jusque sous les fausses côtes. Dans le voisinage de l'ombilic, on peut de même sentir le côlon transverse sous la forme de la corde colique de Glénard; le côlon ascendant et le cæcum peuvent présenter le même aspect. Quelquefois, cependant, on trouve une partie du gros intestin *distendue* par des gaz.

On a alors la sensation d'une sorte d'ampoule à grand axe se confondant avec celui du segment intéressé, non dépressible, rénitente et dont les parois paraissent fortement contractées sur le contenu. La palpation pratiquée en amont et en aval de cette distension ampullaire fait découvrir des rétrécissements intestinaux. En ces points, l'intestin est revenu sur lui-même, sur une longueur variable; son calibre est diminué; il est dur et peut donner la sensation que fournirait un tube de plomb ou un tube de caoutchouc à grosse paroi. Il s'agit d'un spasme, comme le prouve la disparition de ce rétrécissement, soit spontanément, soit sous la main qui le frictionne doucement.

Il est rare que la palpation révèle dans le gros intestin des agglomérations de matières. Souvent on prend pour des scybales une portion de l'intestin en état de spasme.

Très fréquemment, on relève des ptoses diverses et en particulier la néphroptose. Le ventre est souvent mou, d'un développement et d'une forme variables; sa paroi se laisse déprimer facilement; il y a diminution de la tension intra-abdominale. Les muscles de la région antéro-latérale du ventre, surtout chez les jeunes filles, manquent, en général, de tonicité; leur contraction est insuffisante; aussi, quand ces malades sont examinées debout, le contenu de l'abdomen tend à descendre dans le bassin; la région épigastrique bombe plus ou moins, suivant le développement du tissu adipeux; mais, en général, les malades atteints de cette affection sont maigres et présentent un ventre plat.

2° *Type atonique.* — Atteints de constipation atonique, les malades se plaignent de la rareté de leurs selles, obtenues souvent même très difficilement par l'emploi de purgatifs violents, pris à des doses énormes. Leurs matières sont dures, rugueuses, formant de gros cylindres, ou de grosses boulettes, difficiles à expulser, dilatant douloureusement l'anus, amenant souvent des excoriations. Même en cas de débâcles obtenues par les médicaments, les premières selles présentent ces caractères, et ce n'est que lorsque les matières accumulées dans le gros intestin sont expulsées que les selles liquides font leur apparition.

La palpation, dans les cas d'atonie confirmée, est caractéristique. La « fouille de l'abdomen » donne la sensation d'une diminution de tension; nulle part il n'est possible à la main de différencier une anse intestinale. Tout l'intestin grêle et le gros intestin sont confondus en une masse unique, molle, pâteuse, dépressible à l'excès. Lorsqu'il y a coprostase, on trouve çà et là, le plus souvent dans les fosses iliaques, des masses boudinées ou non, molles, pâteuses, gardant, sous forme de dépression, l'empreinte des doigts, faciles à « écraser » entre les pulpes digitales et la paroi postérieure : ce sont des agglomérations de matières fécales. Elles semblent presque libres dans l'abdomen et seulement séparées des doigts par la paroi abdominale antéro-latérale. Pas plus à leur niveau que plus haut ou plus bas, on ne peut sentir l'intestin. On rencontre aussi des dilatations gazeuses ou hydro-gazeuses. Leurs limites et leurs formes sont indécises ; la pression à leur niveau donne lieu à du gargouillement ; la percussion faite brusquement avec les doigts d'une seule main produit un son de clapotage. On a la sensation d'une poche à parois peu épaisses, non résistantes, à moitié remplie de gaz et de liquide ; mais, toutefois, il est impossible de sentir et de se rendre compte de la nature des parois de cette poche.

Ces sensations ne sont fournies que par l'atonie intestinale avancée ; dans les cas moins graves, on peut percevoir l'intestin. Il est revenu sur lui-même, ses parois semblent encore épaissies, mais elles sont molles, dépressibles ; les manœuvres brusques de massage exercées à son niveau ne réveillent pas de contractions. Il est nécessaire cependant de pratiquer l'examen plusieurs fois, à des jours et à des moments différents. Il se peut, en effet, que le premier examen ait été pratiqué à un moment correspondant à une période de fatigue, de repos de l'organe, et cette anse intestinale peut, à un nouvel examen, se montrer en état de contraction violente, de spasme.

Il faudra explorer avec soin tout l'abdomen, rechercher l'état de l'intestin, se rendre compte soigneusement si certaines de ses parties ne sont pas atteintes de distension, de spasme et noter avec soin la part de ce dernier et celle de l'atonie, lorsqu'il y a coexistence des deux états morbides.

On devra aussi s'assurer du fonctionnement des muscles abdominaux, du rapport réciproque des divers organes, rechercher les ptoses viscérales, etc.

Enfin on ne doit pas hésiter, le cas échéant, à avoir recours aux examens radioscopiques, pratiqués après prise de lait bismuthé par la voie buccale et anale. De même la rectoscopie s'impose chaque fois que l'on soupçonne une lésion de la partie inférieure du gros intestin — rectum ou portion pelvienne du côlon iléopelvien.

L'examen microscopique des selles après repas d'épreuve nous permettra, dans bien des cas, de rattacher la constipation à une insuffisance des sucs gastro-intestinaux.

Enfin l'étude du transit intestinal d'un repas avec prise de carmin, révélera souvent une coprostase se traduisant cliniquement par une constipation « dissociée » peu nette.

# V. — DIAGNOSTIC. — PRONOSTIC

## 1. — DIAGNOSTIC

Le diagnostic positif de la constipation est en général facile: il est le plus souvent formulé par le malade qui vient nous trouver. Cependant les formes cliniques de la constipation horaire, quantitative ou qualitative, demandent à être recherchées; il faut y penser et pousser l'interrogatoire du malade dans ce sens, dans les cas où l'on se trouve en présence de symptômes vagues de dyspepsie.

Lorsque le diagnostic de constipation est assuré, on doit tout d'abord se demander à quel type clinique on a affaire. Nous avons suffisamment insisté sur les caractères propres à l'atonie et au spasme pour n'avoir pas à y revenir.

Dans les cas de constipation spasmodique, on doit se demander s'il s'agit bien de constipation habituelle et non de constipation par obstacle mécanique. Dans ces dernières éventualités, le début de la constipation est plus net et correspond soit à une affection intestinale, soit à une date dont on a gardé le souvenir. En dehors de ces symptômes concomitants, variables du reste en nombre et en intensité: douleur localisée, sang dans les matières, etc., la disproportion de développement persistant entre les différentes régions abdominales doit faire penser à un rétrécissement, quelle qu'en soit la cause. L'examen clinique ne sera souvent pas suffisant pour formuler le diagnostic.

Cependant en cas d'obstacle mécanique, on trouvera les dernières parties du gros intestin vides, ou à peu près, et ne présentant rien d'anormal; au niveau du rétrécissement, on pourra quelquefois sentir un segment intestinal dur, diminué de volume ou une masse plus ou moins douloureuse; au-dessus, le gros intestin, distendu ou non par des matières, des gaz, présentera une tunique résistante et comme hypertrophiée. Il se peut que le rétrécissement lui-même ne soit pas senti; mais, à partir d'un certain niveau, on percevra cette sensation spéciale d'épaississement, d'hypertrophie.

La fixité dans le temps et dans l'espace de ces sensations perçues par la palpation peut entraîner la conviction d'un obstacle mécanique. Le spasme a pour caractéristique sa mobilité; sa durée n'est pas indéfinie, et il faut se défier des spasmes fixes et localisés; ils sont symptomatiques d'une ulcération ou d'une modification organique des parois intestinales.

C'est dans ces cas de constipation par obstacle mécanique que l'on rencontre le plus fréquemment des débâcles précédés par tous les symptômes d'obstruction incomplète.

Souvent une purge suffit, à elle seule, à provoquer ces symptômes plus ou moins graves.

Dans tous les cas où il peut y avoir doute, on ne doit pas hésiter à avoir recours à l'examen radioscopique ou mieux radiographique.

Seuls, ces examens pratiqués à plusieurs reprises, après prise de bismuth par voie rectale et buccale, permettront un diagnostic positif.

Dans les cas où le rétrécissement siège sur la partie terminale du gros intestin, la rectoscopie permet le diagnostic du siège et de la nature de la lésion.

## 2. — PRONOSTIC

Le pronostic de la constipation, en tant qu'il s'agit de sa guérison, est d'autant plus favorable que le malade est jeune, que le syndrome est plus près de son début, que les divers purgatifs ont été employés avec le plus de modération.

Dans le cas d'atonie ancienne, il est à craindre que le traitement curatif ne soit suivi d'un échec. Il faudra alors se contenter d'un traitement palliatif et symptomatique, s'efforcer, en d'autres termes, d'obtenir l'évacuation du gros intestin par tous les moyens dont nous disposons.

Si la constipation est compatible, pendant de longues années, avec un état de santé qui peut paraître florissant, il faut savoir qu'il n'en est pas toujours ainsi. Elle demande donc à être traitée énergiquement. Avec elle, on verra souvent disparaître complètement certaines dyspepsies, des phénomènes nerveux, sous la dépendance d'auto-intoxications d'origine intestinale, etc.

La constipation est aussi dangereuse par les complications locales qui peuvent survenir : appendicite ou obstruction intestinale, pour ne citer que les deux principales.

## VI. — RÈGLES GÉNÉRALES DU TRAITEMENT

Le traitement rationnel de la constipation demande une quantité de petits soins et de précautions absolument nécessaires, si l'on veut arriver à un complet résultat. C'est une cure, quelquefois longue, qui doit se prolonger alors même que la guérison semble obtenue. Elle exige de la part du médecin beaucoup d'observation et de surveillance, de la part du malade beaucoup de bonne volonté et de patience.

L'hygiène générale et l'hygiène alimentaire (celles-ci feront l'objet de chapitres spéciaux) doivent faire les frais principaux de tout traitement. Souvent, dans les cas récents de constipation, le retour à une vie plus normale suffit pour obtenir la guérison. Dans les cas anciens, les résultats sont plus difficiles à obtenir, et l'on doit avoir recours aux divers agents physiques dont nous décrirons l'application en détail. Il est inutile de mettre en œuvre à la fois l'hydrothérapie, le massage, la gymnastique, l'électricité. Ces différents moyens doivent, le plus possible, s'employer séparément, de façon à faire varier successivement le mode d'excitation de l'intestin et à ne pas créer d'accoutumance. Cependant, suivant la gravité des cas et le temps dont on dispose pour mener à bien la cure, il est quelquefois nécessaire d'utiliser en même temps deux ou plusieurs méthodes. Concurremment on ordonne souvent l'hydrothérapie et le massage ; dans les cas de faiblesse de la paroi abdominale, on doit y ajouter la gymnastique médicale.

Les purgatifs judicieusement choisis ne seront employés que comme palliatifs, à des moments aussi éloignés que possible les uns des autres, et seulement pour obtenir une selle. Ils alterneront avec d'autres procédés mécaniques, tels que lavement d'huile, lavement simple, grand lavage, massage. Ces derniers moyens peuvent être, en outre, employés, d'une façon continue, suivant certaines règles spéciales, pour agir sur la contraction intestinale; leur action sur l'évacuation immédiate de l'intestin est alors reléguée au second plan. Mais c'est aussi cette dernière action que l'on peut avoir en vue; ils sont alors mis en pratique d'une façon isolée, avec quelques modifications de technique. On trouvera toutes les indications nécessaires à ce sujet dans les chapitres suivants.

Bien entendu, la cure de la constipation ne sera entreprise que quand on aura remédié autant que possible à sa cause. Sur le diagnostic étiologique repose donc le succès.

Après nous être occupé de l'hygiène générale du « constipé », nous exposerons en détail les différentes méthodes du traitement à employer contre la constipation spasmodique, puis contre la constipation atonique.

## VII. — HYGIÈNE GÉNÉRALE

Pendant la cure, le patient doit subordonner ses occupations aux exigences de son traitement. Il faut beaucoup de régularité dans tous les actes journaliers.

Le repos au lit variera, suivant les besoins, entre huit et neuf heures. On évitera, surtout chez les enfants, le séjour prolongé au lit, alors que le réveil est effectué.

Les heures de travail, de repos et d'exercices seront réglées et scrupuleusement observées. Les exercices seront nombreux, variés, pris, quand le temps le permettra, en plein air; tous sont bons et agissent soit sur l'état statique de l'intestin, soit sur sa circulation sanguine. Grâce au mouvement, la respiration se précipite, l'inspiration est plus profonde; par conséquent, les mouvements du diaphragme deviennent plus énergiques; partant la masse intestinale est soumise à des changements de pression plus fréquents et plus étendus. De même la circulation s'active; le sang, plus riche en oxygène, traverse plus rapidement les capillaires intestinaux. La stase sanguine dans la veine porte, cause fréquente de constipation, est ainsi combattue avec succès.

Certains exercices se recommandent tout particulièrement par la participation nécessaire des muscles de l'abdomen (boxe, escrime, canotage), d'autres par les secousses d'ensemble qu'ils provoquent sur la masse intestinale (équitation, bicyclette, marche, saut).

Lorsqu'il s'agit d'un travail de bureau, on veillera

aux conditions hygiéniques des locaux : non seulement il faut que le cubage de l'appartement soit suffisant, mais il faut que l'air puisse se renouveler facilement et constamment. Il en est de même des pièces affectées à l'habitation privée.

On évitera les fatigues, surtout les fatigues intellectuelles. On mettra le patient en garde contre les dépressions morales qu'il est en son pouvoir d'éloigner, contre les émotions vives. On insistera pour que, en dehors des heures de travail, le repos cérébral soit complet. Souvent, sous prétexte de se reposer, on laisse son travail de bureau pour s'adonner à un exercice qui demande une trop grande attention.

Les soins que réclame l'entretien de la peau seront donnés avec exactitude ; on doit, par tous les moyens, favoriser les fonctions cutanées (bains tièdes fréquents, frictions sèches ou à l'alcool, massage général).

On évitera soigneusement le froid, surtout le froid aux pieds et au ventre. Les exercices fréquents sont le meilleur moyen de combattre le froid avec efficacité.

Les heures des repas seront fixes et suffisamment espacées (sauf les cas où plusieurs repas sont imposés par certaines dyspepsies). Le temps que l'on y consacrera sera suffisant ; on doit manger lentement, posément, de façon à ce que l'insalivation et la mastification soient complètes. Cette dernière sera l'objet de recommandations particulières. Si elle est insuffisante par suite d'une mauvaise dentition, il faudra faire soigner les dents, ou exiger, si cela est nécessaire, le port d'un appareil. Après le repas, il est indispensable de se reposer au moins une heure.

Les fonctions de l'intestin doivent être surveillées de très près : une selle tous les jours, ou tout au moins tous les deux jours, est nécessaire. Dans les débuts, on la facilitera soit par un moyen mécanique (lavement, lavage, massage, etc.), soit par la prise d'un laxatif doux (de préférence huile de paraffine, huile de ricin), dont on réduira la dose au minimum nécessaire.

On insistera auprès du patient pour qu'il se présente à la selle tous les jours à la même heure. Il doit y penser quelques minutes avant, concentrer sa volonté sur l'acte qu'il veut accomplir, déterminer la mise en action du péristaltisme par des poussées, des efforts, certains exercices que l'on trouvera décrits plus loin. Nous avons connaissance de plusieurs enfants, qui, habituellement constipés, vont à la selle régulièrement depuis que leur mère s'est assujettie à leur rappeler avec insistance qu'ils avaient à accomplir cet acte. Les enfants, comme nous l'avons déjà dit, oublient souvent d'exonérer leur tube digestif, quelquefois même ils se retiennent pour ne pas interrompre leurs jeux pendant leurs récréations, ne pas encourir une punition pendant les heures d'études. L'état de malpropreté habituel des « cabinets » privés ou publics, nous le répétons à dessein, est souvent une cause de constipation chez les enfants et aussi chez les grandes personnes. Le dégoût légitime inspiré par ce mauvais entretien fait que l'on remet le plus possible le moment d'exonérer son tube digestif ; si toutefois la volonté n'est pas suffisante pour réprimer le besoin, on ne prend pas le temps nécessaire pour que la défécation soit complète. Celle-ci, en effet, ne se fait pas *en une seule fois*; l'évacuation entière demande un certain temps et une série d'efforts successifs. Si l'on n'observe pas cette règle, en consacrant à l'exécution de cet acte un temps suffisant, on habitue, petit à petit, son intestin à la coprostase, et la constipation s'ensuit par l'anesthésie de la sensibilité réflexe spéciale de la muqueuse.

Certains auteurs préconisent, pendant la défécation, la position accroupie, à la turque. Cette position est, en effet, avantageuse chez les personnes dont les parois intestinales sont très relâchées et la tonicité musculaire amoindrie; chez elles, le diaphragme est le muscle qui, à lui seul, fait les frais de la compression abdominale. Par la position accroupie, la face antérieure des cuisses, s'appliquant sur la paroi abdominale, empêche cette dernière de se laisser distendre par la poussée diaphragmatique; la contraction est donc plus effective. De plus, l'équilibre nécessite dans cette position le redressement du bassin sur la colonne vertébrale, ce qui rend presque verticale la direction du rectum et de l'anus ordinairement dirigés en arrière et en bas; or la direction de la force déployée par le diaphragme est verticale.

Lorsque cette manière d'être spéciale de la paroi abdominale n'existe pas, la position assise, sur les sièges dits *à l'anglaise*, est moins fatigante et laisse le rectum dans la direction de la résultante des forces déployées par le diaphragme et la paroi abdominale antéro-latérale.

En tout cas, les personnes qui ont une tendance à la faiblesse de la paroi abdominale se trouveront bien de ne se présenter à la selle que munies d'une ceinture ou d'un corset spécial.

## VIII. — TRAITEMENT DE LA CONSTIPATION SPASMODIQUE

Par les moyens physiques surtout, nous devons nous proposer de diminuer et de régulariser la contraction intestinale.

Grâce à un régime alimentaire spécial, nous pouvons modifier l'excitation de la muqueuse de l'intestin. Par le massage, l'hydrothérapie, l'électrothérapie, appliqués suivant une technique particulière, nous pouvons modifier la contraction musculaire et augmenter la sécrétion des glandes intestinales.

Quant aux médicaments, ils nous seront d'un grand secours, mais à condition que leur emploi ne soit pas régulier. Certains, les purgatifs, ne doivent être ordonnés que de temps en temps, le plus rarement possible et seulement comme évacuants, leur usage journalier ne faisant qu'augmenter la constipation.

En des paragraphes différents, nous étudierons ces divers moyens thérapeutiques.

### 1. — RÉGIME ALIMENTAIRE

Le régime alimentaire doit faire la base de tout traitement rationnel de la constipation. L'aliment est, en effet, le meilleur excitant de la contraction intestinale. Par un choix judicieux des substances alimentaires d'une part, par leur préparation culinaire spéciale d'autre part, on peut donc soit diminuer, soit augmenter la contraction de l'intestin.

Il y a urgence à guider le malade et à surveiller les résultats de l'alimentation. Malheureusement, il est impossible d'établir un régime général unique, qui puisse s'appliquer également bien à chaque constipé spasmodique en particulier : avant de fixer une diète spéciale, il faut, en effet, tenir compte de la digestion gastrique, de la valeur digestive des sécrétions hépatiques, pancréatiques et intestinales, de façon à rejeter de l'alimentation toute substance qui, du fait d'une digestion incomplète, ou viciée, ou encore de fermentations anormales, deviendrait trop irritante pour la muqueuse intestinale. On doit aussi s'enquérir de l'idiosyncrasie ou de l'anaphylaxie de certains malades vis-à-vis de tel ou tel mets, ou encore telle préparation culinaire : certains aliments, mal supportés par quelques malades, l'étant bien par d'autres. Force nous est de rester dans les généralités.

**Aliments.** — Quelques aliments sont à rejeter parce que :

1° Leur masse résiduelle est trop considérable, soit par suite de leur composition physique, soit par l'insuffisance relative ou totale de leur digestion. Il en résulte une excitation mécanique fâcheuse de la sensibilité spéciale de la muqueuse intestinale. De plus, cette masse trop considérable, pas assez homogène et fluide pour progresser facilement, distend l'intestin [Ex. : mie de pain, crudités, légumes verts herbacés (1), viandes naturellement imprégnées de graisse : viande de porc, poissons gras, etc.; crustacés, substances non alimentaires : pépins,

---

(1) Nous entendons par là les feuilles et les tiges des légumes. Le tube digestif des omnivores, au point de vue anatomique et physiologique, très différent de celui des ruminants, ne saurait digérer complètement ces « herbes ».

noyaux, peaux de quelques légumes secs, des fruits crus ou cuits, etc.].

2° Leur digestion normale met en liberté des produits chimiques (glycérine, acide gras, etc.), dont l'absorption ou la seule présence à la surface de la muqueuse provoque des contractions violentes de la musculeuse [Ex.: légumes riches en cellulose, graisses, etc.].

3° Ils ont subi un commencement de putréfaction (viandes faisandées, fumées, salées, conserves alimentaires). On introduit ainsi dans l'organisme des toxines dont la coprostase facilitera la résorption.

4° Ils contiennent des substances astringentes (tanin) [Ex.: fraises, framboises, mûres, grenades, coings]; ils ont donc une tendance naturelle à provoquer la constipation.

5° Ils contiennent des acides organiques, qui, mis en liberté dans l'intestin, amènent des contractions [Ex.: fruits pas mûrs, légumes acides].

La préparation culinaire ne doit pas être tenue à l'écart, tel genre de cuisson pouvant rendre un aliment indigeste, alors que, sous une autre forme, il serait parfaitement toléré, ou réciproquement.

C'est ainsi que, grâce aux ragoûts, à la friture, les aliments se trouvent trop imprégnés de graisse. Cette graisse empêche l'action du suc gastrique sur les particules alimentaires; ainsi préparés, les aliments arrivent à peu près intacts dans l'intestin.

Crus ou cuits, mais sans être hachés, les légumes verts laissent un déchet, constitué par de la cellulose, trop considérable et difficilement mobilisable.

Les assaisonnements, les épices, la cuisine trop recherchée semblent aussi augmenter la contraction intestinale, que nous cherchons à diminuer, ou tout au moins à ne provoquer qu'au minimum.

Ces nombreuses réserves faites, il ne faut pas se montrer trop rigoureux en instituant un régime absolu, uniquement carné, ou végétal, ou encore hydrocarboné. Le mieux est de composer un régime mixte où la viande, les légumes, les hydrocarbures entreront chacun pour un tiers.

On autorisera donc :

Toutes les viandes de boucherie ou de basse-cour, ou encore de venaison, à condition qu'elles soient fraîches, grillées ou rôties, saignantes ou bien cuites, suivant les goûts, mais non desséchées.

Les poissons maigres bouillis, à la sauce, à la crème fraîche ou passés au beurre. Certains poissons, comme la sole, pourront être autorisés roulés dans la farine et frits, à condition de laisser la peau.

Les légumes verts cuits à l'eau, finement hachés, accommodés au beurre, au moment de servir, avec la plus grande réserve.

Tous les farineux en purée.

Toutes les pâtes alimentaires, bien cuites à l'eau, sautées au beurre ou accommodées à la crème.

Les œufs et les laitages cuits.

Les fromages secs et cuits (gruyère, hollande).

Les entremets sucrés, mais pas les gâteaux composés de pâtes (tartes, gâteaux de Savoie, etc.).

Les confitures, les compotes, les marmelades.

**Boissons.** — Les boissons doivent être assez abondantes, sans excès : le régime sec constipe par la trop grande sécheresse des matières fécales. Si, par conséquent, certaines dyspepsies entraînent la suppression totale ou le rationnement des liquides pendant le repas, il est bon de faire boire le malade soit avant, soit après.

Les boissons chaudes paraissent préférables : les boissons glacées provoquent souvent des contractions violentes de l'intestin.

Les vins blancs, les cognacs coupés d'eau sont trop excitants pour le système nerveux ; les vins rouges trop riches en tanin ; le cidre, le poiré agissent comme excitant de la contraction intestinale. On doit donc donner la préférence à l'eau de source bien aérée, exempte de sels calcaires (dissolvant bien le savon, cuisant complètement les légumes), bien captée, non recueillie et surtout ne séjournant pas dans des conduits de plomb. On pourra, de temps en temps, autoriser une cure minérale légère (Plombières, Pougues, Alet, Evian, Vittel), ou la bière de table, légère, non alcoolisée, pure ou coupée d'eau.

Le thé fort, le café seront interdits ; ils seront remplacés avec avantage par des tisanes chaudes, de feuilles d'oranger, de tilleul, de camomille.

Les apéritifs, les vins purs, les liqueurs fortes, les liqueurs douces, mais riches en essences aromatiques, seront interdits.

Bien entendu, une fois que le régime sera établi, il faudra en surveiller les résultats non seulement au point de vue des fonctions intestinales, mais aussi au point de vue de la nutrition générale. L'usage régulier de la balance est donc nécessaire : le premier point à obtenir est que le poids du malade soit en rapport avec sa taille. On se trouve souvent en présence de sujets amaigris, qu'il faut, petit à petit, ramener à leur poids normal, quelquefois au prix d'une suralimentation judicieuse, le plus souvent bien tolérée par l'intestin si l'on fait un choix convenable des aliments. Une fois ce premier point obtenu, on réduira la quantité d'aliments au minimum nécessaire pour maintenir le poids normal.

## 2. — MASSAGE

La massothérapie est mise en pratique avec succès dans l'entérospasme : les bons effets de cette méthode de traitement se font quelquefois même sentir immédiatement sous la main de l'opérateur ; aussi peut-on y avoir recours pour calmer les crises d'entéralgie que présentent de temps en temps les constipés spasmodiques, ou tout au moins, pour provoquer la selle journalière.

Cependant, il faut savoir que toutes les différentes manœuvres mises en usage par la massothérapie ne sont pas également favorables dans les cas qui nous occupent ici. L'*effleurage*, d'abord superficiel, puis profond, les *frictions douces* exécutées sur l'intestin, les *vibrations* seront seuls autorisés. Ce sont ces différentes méthodes que nous décrirons en détail, après nous être occupé de la position à donner au malade, de celle que doit prendre le masseur, des règles générales du massage de l'intestin, de ses contre-indications.

**Position à donner au malade.** — Le malade s'étendra dans le décubitus dorsal, sur un lit dur, assez étroit pour qu'on puisse facilement atteindre son abdomen d'un côté ou de l'autre du lit. Le tronc et le bassin ne seront pas dans l'extension ; il y a intérêt à ce que le haut du thorax, d'une part, le bassin d'autre part, soient légèrement soutenus : l'axe du corps forme ainsi deux plans inclinés se réunissant au niveau de la colonne lombaire. De ce fait, là courbure de cette dernière est redressée, les pubis sont rapprochés de la base du thorax, ce qui assure le relâchement maximum de la paroi abdominale antérieure. De même, les cuisses seront légèrement écartées, en légère rotation externe, et un peu fléchies sur le tronc. Il est bon de les soutenir par des coussins dans cette position, de façon à éviter tout effort au patient. L'usage du double plan incliné, tel que s'en servent les chirurgiens, est légitimé.

La résolution musculaire doit être aussi complète que possible, la vessie et le rectum vidés, la respiration large, profonde et calme.

L'abdomen sera largement découvert depuis la racine des cuisses, en bas, jusqu'à l'appendice xiphoïde en haut. Sa surface sera enduite d'un corps gras (vaseline), ou, mieux, de poudre de talc. Chez certains malades, il sera prudent de raser l'abdomen, pour éviter les folliculites souvent douloureuses qui peuvent survenir après quelques séances.

**Position du masseur.** — La position assise est nécessaire avec un lit bas. Pour masser le côté gauche (S iliaque, côlon descendant, angle gauche), le masseur se placera à la droite du malade, le visage tourné vers la tête du lit. Pour le massage du côté droit de l'abdomen et du côlon transverse, il se placera à gauche du malade, la face tournée du côté des pieds.

**Technique générale.** — C'est une règle générale absolue de toujours masser les différents segments de l'intestin les uns après les autres, et toujours dans le sens naturel des matières. On doit aussi commencer par les segments inférieurs, de façon à favoriser l'évacuation méthodique de l'intestin. On commencera donc par masser la fosse iliaque gauche et le flanc du même côté de haut en bas (région de l'S iliaque et du côlon descendant), puis la région sous-ombilicale de droite à gauche (région du côlon transverse), enfin le flanc droit et la fosse iliaque du même côté de bas en haut (région du cæcum et du côlon ascendant).

Enfin on massera la région ombilicale et sus-ombilicale (masse de l'intestin grêle).

Pour que les différentes manœuvres mises en pratique aient leur maximum d'effet sur l'intestin lui-même, il est nécessaire que ce dernier soit immobilisé, ou tout au moins fixé. Dans les fosses iliaques, il repose directement sur le plan résistant osseux de la paroi postérieure de l'abdomen; mais dans les régions des flancs, les parties molles qui remplissent le sinus costo-iliaque se laissent déprimer, et il est ainsi impossible à la main d'arriver directement sur l'intestin à travers la paroi antérieure. Il faut alors glisser une des mains étendue, la paume en l'air, sous le malade, de façon à repousser en avant cette partie molle (sinus costo-iliaque) de la paroi postérieure au-devant de l'autre main, qui déprime la paroi antérieure d'avant en arrière. Grâce à cet artifice mis en pratique dans la recherche du rein flottant, on arrive à *saisir* entre les deux mains l'anse intestinale recherchée et souvent les angles coliques ptosés.

En dehors de l'effleurage, qui se pratique superficiellement sur la paroi, on ne doit entreprendre le massage de l'intestin proprement dit qu'après s'être rendu un compte exact de l'état de l'organe : degré de réplétion, distension gazeuse, tonicité, contracture partielle, atonie, etc. Le spasme se rencontre assez souvent dans la région iléo-cæcale, facile à explorer, et au niveau des angles coliques. Ces deux dernières régions peuvent être assez facilement atteintes, chez les sujets maigres, à parois peu résistantes, en refoulant de la pulpe des doigts allongés les parties molles sous les fausses côtes.

Toutes ces manœuvres doivent être faites avec grande douceur, quelle que soit la force qu'elles exigent du masseur. *Jamais le massage ne doit être douloureux.*

Tout au moins dans les débuts, on évitera la fatigue, en interrompant la séance quelques minutes pour permettre le repos au malade. La durée de la séance variera avec la résistance du sujet, la période du traitement, la gravité du cas. Au début, dix à vingt minutes de durée sont suffisantes ; par la suite, on peut augmenter ce temps et aller jusqu'à trente minutes.

**Contre-indications.** — La seule véritable contre-indication au massage de l'intestin, mais elle est formelle, est l'état inflammatoire aigu ou subaigu d'une partie de ses segments ou d'un organe avoisinant. Il est en effet impossible de limiter exactement l'effet du massage à un point donné. L'appendicite, dans toutes ses formes, exige l'abstention rigoureuse ; il en est de même de la typhlite, de la sigmoïdite, des annexites et des péritonites localisées, aiguës ou subaiguës.

Lorsqu'il s'agit de cas chroniques, l'abstention peut être moins rigoureuse ; mais on doit agir avec beaucoup de douceur, de circonspection, de peur de réveiller l'état aigu ou de rompre brusquement des adhérences.

Dans les cas de coprostase accentuée, on peut, comme nous le verrons plus loin, se servir du massage dans le but d'obtenir une exonération. C'est là une manœuvre délicate qui demande une grande habitude et doit être laissée au médecin lui-même plutôt qu'à ses aides. En dehors de ces cas spéciaux, que nous aurons l'occasion de signaler, il vaut mieux ne pas fragmenter les scybales ou les agglomérations de matières fécales ; on risquerait, par cette méthode, de produire soit des lésions du côté de la muqueuse, soit de favoriser la résorption des toxines.

**Effleurage.** — L'effleurage consiste en des frictions très superficielles « à fleur de peau », faites soit avec la pulpe des doigts réunis, soit avec la paume de la main.

L'effleurage peut être général ou local, c'est-à-dire se pratiquer sur toute l'étendue de l'abdomen ou, au contraire, sur une région limitée. Lorsqu'il est général, la main décrit de grands cercles concentriques allant de la périphérie au centre. Le mouvement de rotation doit se faire dans le sens du courant des matières : on commence dans la région de la fosse iliaque droite, on remonte vers les fausses côtes de ce côté, on traverse transversalement l'abdomen dans la région sus-ombilicale pour redescendre ensuite dans la fosse iliaque gauche.

Local, l'effleurage consiste en de petites frictions circulaires faites sur un point déterminé.

Cette pratique est mise en usage contre la contracture des muscles de l'abdomen : elle soulage les douleurs d'entéralgie. Dans les cas où le ventre est douloureux, tendu, elle doit toujours précéder la palpation ou les autres manœuvres de massage.

Petit à petit, l'effleurage fait localement sur le segment que l'on veut soit explorer, soit masser, s'accompagne d'une pression douce, mais soutenue et progressive. La main s'enfonce pour ainsi dire dans la masse de l'abdomen jusqu'à pouvoir en explorer le plan postérieur. On est ainsi en position pour pratiquer les frictions profondes.

**Frictions profondes** (palper-massage de Jouffroy). — Sur le segment intestinal, immobilisé en quelque sorte entre la main qui masse et la paroi postérieure, on exécute une friction douce et lente, soit par des mouvements de rotation, soit par des mouvements perpendiculaires ou parallèles à l'axe de l'intestin.

Les frictions profondes doivent se faire exclusivement sur les portions de l'intestin en état de contracture et se continuer jusqu'à ce que la main sente l'intestin revenu à l'état normal. Souvent, pendant cette manœuvre, un bruit de glouglou spécial, produit par le passage des gaz, témoigne du rétablissement de la perméabilité de l'intestin, dont la lumière a été un moment effacée.

**Vibrations.** — Le tremblement à oscillations courtes, rapides et horizontales, qui constitue la sismothérapie, peut se produire soit avec la main, soit avec un appareil spécial.

Nous préférons les vibrations manuelles; elles sont plus douces, mieux supportées par conséquent et peuvent mieux se localiser et se limiter à un organe ou à une région d'organe.

Elles se pratiquent soit avec la pulpe d'un ou de plusieurs doigts réunis, soit avec le talon, soit avec toute la face palmaire de la main étendue, soit encore avec le poing fermé; tout dépend de l'étendue de la surface sur laquelle on veut agir. Elles peuvent, de même, être superficielles et s'adresser ainsi aux muscles de la paroi, ou, au contraire, profondes et s'exercer à travers la paroi sur l'intestin lui-même.

Les vibrations sont produites par un mouvement oscillatoire latéral qui se passe surtout dans l'articulation du poignet et du coude.

Cette manœuvre de massage semble amener une sédation rapide de la douleur, en même temps qu'elle combat efficacement la contracture et le spasme.

*Vibrations mécaniques.* — Elles répondent aux mêmes indications et sont pratiquées suivant les mêmes règles que les vibrations manuelles. Le mouvement vibratoire est produit en général par la rotation dans une boîte d'un excentrique mis en action soit par l'électricité, soit par un engrenage mis en marche par le pied ou la main. Nous n'avons pas à décrire ici les différents vibrateurs; qu'il nous suffise de dire que quelques-uns sont à rejeter parce qu'ils ne produisent pas des vibrations, mais une série de chocs d'avant en arrière.

On doit, avec le vibrateur, opérer doucement; aussi est-il bon d'interposer sa main entre la paroi et l'appareil; de cette façon, on se rend mieux compte de l'effet produit, de la région sur laquelle on agit, de la force que l'on emploie pour déprimer la paroi et atteindre les organes profonds.

Du reste, il est possible de régler le nombre et la force des vibrations en augmentant ou en diminuant le nombre de tours effectués par l'excentrique en une seconde; ce résultat s'obtient facilement avec les vibrateurs électriques, en modifiant la force du courant. Tous ces appareils sont, en outre, munis d'accessoires permettant de changer, dans ses dimensions et sa forme, la surface vibrante mise en contact avec le corps. C'est ainsi que l'on peut limiter l'action à un point unique ou à une surface de plusieurs centimètres carrés. On comprend toute l'importance pratique de ce dispositif.

### 3. — HYDROTHÉRAPIE

L'usage de l'hydrothérapie est justifié par les effets sédatifs généraux ou locaux produits par l'application du calorique. En outre, on peut avoir recours aux effets calmants de certaines eaux thermales. Dans le cas de constipation spasmodique, le traitement ne doit pas seulement s'appliquer à l'intestin, il doit aussi répondre aux indications fournies par l'état général; c'est à ce titre que Plombières réclame les nerveux hypersthéniques constipés. Les différentes pratiques d'hydrothérapie locale et générale employées dans cette station amènent rapidement la sédation de l'éréthisme nerveux et la disparition du spasme intestinal.

**Hydrothérapie générale.** — 1° *Bains*. — Le bain chaud (34° à 37°) prolongé, pris en baignoire ou, mieux, en piscine à eau courante, jouit de propriétés particulièrement calmantes pour le système nerveux. Certains neurasthéniques, qui ont une trop grande tendance à la dépression psychique et à l'asthénie, tireront plus de profit du bain froid (18°

à 20°) de trente secondes à une minute de durée.

2° *Douches*. — On peut également faire usage de la douche tiède (28° à 30°), en pluie ou en jet brisé sous peu de pression.

Chez les sujets dont on a intérêt à exciter les fonctions nerveuses, on donnera la préférence à la douche froide ou, suivant les cas, à la douche écossaise ou alternative.

3° *Maillot humide*, ou *drap mouillé*. — Le drap trempé dans de l'eau froide, peu essoré, maintenu autour du corps juste le temps nécessaire pour faire apparaître la sensation spéciale de fraîcheur et de calme, peut être employé avec succès dans les cas d'éréthisme.

Chez les déprimés, au contraire, on maintiendra l'application du drap mouillé jusqu'à ce que la réaction se manifeste franchement.

C'est une pratique qui peut être renouvelée plusieurs fois par jour.

**Hydrothérapie locale.** — 1° *Bains*. — Les bains de siège chauds à eau courante, les pédiluves pris dans les mêmes conditions, semblent lutter efficacement contre l'entérospasme.

2° *Douches*. — Les douches périnéales en pluie sans pression calment rapidement le spasme du sphincter et du rectum, cause fréquente de constipation. La douche chaude sur les pieds peut aussi être employée avec succès.

La *douche en pluie chaude*, et surtout la douche progressivement réchauffée sur le ventre, donnée avec *une grande douceur*, sans aucune pression, est un des moyens les plus sûrs pour calmer le spasme. Le malade doit être couché sur un lit de sangle, dans le décubitus dorsal; on décrit avec le jet des cercles concentriques en commençant dans la fosse iliaque droite, puis on se dirige vers l'épigastre pour redescendre du côté gauche. Nous insistons particulièrement sur la nécessité absolue de donner cette douche sans pression; la force de percussion doit être assez faible pour ne pas déprimer la paroi abdominale.

Une bonne pratique est de donner cette douche sous forme de *douche sous-marine*, c'est-à-dire pendant le bain à travers l'eau de la baignoire. Dans ces conditions, la force de projection est anéantie; il se produit seulement un remous chaud sur l'abdomen qui constitue un véritable massage vibratoire. Il faut avoir soin de maintenir le robinet d'eau froide ouvert, de façon à empêcher l'eau du bain de se surchauffer.

3° **Ceintures humides.** — L'application d'une ceinture humectée avec de l'eau chaude ou de l'eau froide donne des résultats identiques, bien que moins prononcés, à ceux de la douche sur le ventre. Ce procédé trouve sa raison d'être soit pendant la nuit, soit après la douche abdominale, dont il prolonge l'effet.

4° **Coloclyse.** — Il est tout naturel de faire agir directement le calorique sur la surface intestinale elle-même; c'est ce qui a lieu par le lavage du côlon ou coloclyse. Bien entendu, cette pratique de l'application interne de l'hydrothérapie ne doit pas avoir pour but exclusif l'évacuation immédiate du contenu de l'intestin; on doit surtout rechercher l'application des propriétés sédatives de ce procédé. Pour obtenir ce but, que l'on doit seul désirer (nous insistons à dessein), il faut: 1° se servir d'eau peu chaude (35°

à 38°); 2° ne jamais distendre l'intestin (ce qui amènerait des contractions de défense violentes); 3° agir avec une grande douceur et avec la pression minima juste nécessaire pour obtenir l'écoulement de l'eau. Nous décrirons en détail la technique de la coloclyse.

1° INSTRUMENTS. — Les instruments nécessaires sont le récipient et la canule.

Le simple bock à injections vaginales peut être utilisé. Ceux qui sont munis extérieurement d'un niveau d'eau gradué et d'un thermomètre sont préférables. Tous ces instruments ont cependant un gros inconvénient: la pression initiale donnée au liquide par leur élévation n'est pas constante, elle diminue forcément au fur et à mesure de l'écoulement du liquide; il s'ensuit que la pression, plus grande qu'il n'est nécessaire au début, devient souvent insuffisante à la fin de l'opération. Pour obvier à cet inconvénient et agir d'une façon méthodique, on doit se servir des *bocks à pression constante*, que l'on trouve actuellement dans le commerce.

La canule doit être assez longue (25 à 30 centimètres) pour dépasser le rectum et arriver dans la partie inférieure du côlon iliaque; elle doit être en caoutchouc rouge, souple et à surface polie, de façon à pénétrer facilement sans traumatiser l'intestin.

Dans les cas de spasme du rectum, on emploiera avec avantage la canule *recto-syphoïde* à double courant, construite en caoutchouc rouge. Par son usage, on assure la *balnéation à température constante et à eau courante du rectum*. La durée de la balnéation peut être prolongée, sans que le malade ait à retirer sa canule.

Lorsqu'on se trouve en présence de spasme violent,

il y a avantage à se servir de la canule à double courant ordinaire, de façon à permettre aux gaz de s'échapper au fur et à mesure qu'ils sont déplacés par le liquide. On évite ainsi la distension de l'intestin, qui rend douloureuse et souvent *impossible* la coloclyse.

2° MANUEL OPÉRATOIRE. — 1° *Position à donner au malade*. — Le malade doit être étendu. De toutes, la meilleure position est le décubitus latéral droit. De cette façon, le cæcum est en position déclive, ce qui favorisera l'arrivée de l'eau dans sa cavité (si toutefois un spasme ne vient pas s'opposer à la pénétration du liquide). L'S iliaque est, par contre, en position supérieure. C'est dans ce segment de l'intestin que viendront s'accumuler les gaz.

2° *Introduction de la canule*. — L'introduction de la canule se fait aisément; elle est facilitée par l'usage d'un corps gras dont on l'enduit (vaseline). On doit faire pénétrer la canule *doucement, progressivement, sans à-coups*, au fur et à mesure de l'arrivée de l'eau.

3° *Mise en pression du liquide*. — La pression nécessaire pour faire pénétrer le liquide est peu élevée (20 à 30 centimètres suffisent), si l'on ne veut pas vaincre brusquement le spasme, ce qui est douloureux et même dangereux, car on s'expose à des distensions brusques des segments de l'intestin situés en aval du spasme.

4° *Température*. — Le choix de la température n'est pas indifférent. L'eau très chaude (au-dessus de 40°), ou l'eau froide (au-dessous de 30°) *augmente la contraction* de la fibre musculaire lisse de l'intestin. On doit donc recourir à *l'eau chaude* (de

$35°$ à $39°$), dont les propriétés sédatives diminuent le spasme.

5° *Quantité d'eau pouvant être absorbée.* — Celle-ci est très variable, non seulement suivant les sujets, d'après leur âge et leur taille, mais aussi chez le même sujet, suivant le moment. En règle générale, on admet que 2 litres suffisent pour remplir les différentes parties du côlon et assurer la pénétration du liquide dans le cæcum (chez l'adulte, bien entendu). En pratique, il nous semble préférable d'indiquer une quantité maxima (1 à 2 litres), que le malade ne devra pas dépasser, et de lui recommander d'arrêter l'écoulement dès qu'il sentira le besoin de la défécation, au risque de recommencer l'opération deux ou trois fois de suite. De cette façon, on évite la *distension* de l'intestin, qui, au début du traitement, *augmente le spasme*, mais à la longue, plus ou moins rapidement, *amène l'atonie*. Par l'usage immodéré de ces lavages, de même que par l'abus des lavements, des malades en sont arrivés à ne plus pouvoir vider leur intestin sans avoir recours à cette pratique.

L'intestin s'habitue en effet assez vite à ces irrigations, et l'on voit la quantité d'eau pouvant être absorbée sans coliques, ni besoins de défécation, augmenter rapidement de jour en jour.

RECOMMANDATIONS PARTICULIÈRES. — Comme ces lavages ne doivent pas avoir pour but l'évacuation de l'intestin, on recommandera au malade de faire des efforts pour obtenir une selle préalable. Si l'on doit commencer les lavages après une coprostase ayant duré plusieurs jours, on doit prescrire avant tout un léger purgatif.

Nous préférons à toute autre méthode celle qui consiste à ordonner les lavages par séries : un tous les jours pendant une huitaine, par exemple, puis à laisser reposer le malade. Dans les cas heureux, on peut ainsi obtenir des selles naturelles plusieurs jours de suite.

L'état général du malade guidera le médecin dans l'application de ce procédé. Ces lavages semblent, en effet, agir très favorablement dans les cas d'intoxication d'origine intestinale; non seulement, en effet, ils assurent le nettoyage mécanique de l'intestin, en entrainant les particules du bol fécal qu'il peut contenir même après une selle, mais aussi en augmentant la diurèse. Ils sont de même indiqués dans les cas d'infections intestinales, infections le plus souvent passagères, mais accompagnées d'un mouvement fébrile et assez fréquentes, tout au moins, chez les jeunes sujets.

## 4. — ÉLECTROTHÉRAPIE

Depuis quelques années, l'électrothérapie a été employée avec succès contre la constipation spasmodique. C'est l'électricité voltaïque dont on se sert dans ce cas. On peut faire agir les courants sur l'intestin, soit à travers les muscles de la paroi abdominale, soit directement. Quelques succès ont été également obtenus par l'électrisation du grand sympathique.

1° **Galvanisation de l'abdomen.** — Le rôle positif est fixé au-dessus de la colonne lombaire; le pôle négatif est promené sur tout l'abdomen.

La force du courant employé est variable suivant la résistance des sujets et suivant les praticiens.

Quelques-uns emploient des courants d'une valeur variant entre 80 et 100 milliampères. On doit faire de fréquentes ouvertures et fermetures du courant, ainsi que des renversements. Ces manœuvres sont douloureuses avec de forts courants; aussi est-il bon de ramener l'intensité du courant à zéro avant de les pratiquer.

2° **Galvanisation du rectum.** — Un pôle suffisamment isolé pour ne pas être en contact avec la muqueuse rectale est placé dans le rectum, l'autre sur le ventre.

2 ou 3 milliampères seraient suffisants pour Rockwell. Avec 2 milliampères, on n'aurait pas à pratiquer des interruptions. Schœmaker préconise un courant de 10 milliampères, de façon que le patient ne sente pas le courant passer. Au bout de quinze à vingt secondes, la chaleur de l'électrode rectale devient intolérable.

Boudet introduit d'abord dans le rectum de l'eau salée, puis une électrode isolée par du caoutchouc. L'autre électrode, très large, est placée sur le dos.

Un courant de 10 à 15 milliampères passe sans renversement pendant cinq à vingt minutes. Les renversements ne sont nécessaires que si la force du courant employé est plus élevée.

3° **Galvanisation du splanchnique** (à travers le sympathique thoracique). — Le pôle positif est placé au-dessus de la colonne lombaire; le pôle négatif est promené sur les deux côtés de la colonne vertébrale, de la cinquième à la douzième vertèbre dorsale.

La durée de l'application des électrodes est de cinq à dix minutes.

Nous passons sous silence les autres méthodes

d'*application générale de l'électricité*: bain, douche, franklinisation, etc. Dirigées contre l'état général (neurasthénie), elles peuvent, en modifiant l'état morbide du système nerveux, agir d'une façon utile sur la fonction intestinale, de même que sur les autres fonctions de l'organisme; mais ce n'est là qu'un rôle secondaire; ces manœuvres ne s'adressent pas, en effet, exclusivement au tractus intestinal.

## 5. — MÉDICAMENTS

On ne doit employer que rarement les médicaments dans la constipation spasmodique, et seulement à titre de palliatifs.

Les antinervins et les purgatifs proprement dits trouveront ici leur emploi de temps en temps.

Les *antinervins* peuvent agir de façons différentes. Tout d'abord, ils peuvent diminuer le nervosisme général, comme la *valériane*, l'*asa fœtida*. Ce sont là deux médicaments à employer chez les sujets particulièrement nerveux et chez ceux présentant des stigmates de l'hystérie.

D'autres diminuent la sensibilité de la muqueuse ou agissent comme hypnagogues; c'est ainsi que l'on peut avoir recours à la cocaïne, au *Cannabis indica*, au camphre, à l'opium. Parmi les alcaloïdes de ce dernier médicament, la codéine est préférable, d'après Mathieu, en ce qu'elle provoque moins la constipation que les autres. Elle peut se donner à la quantité de $0^{gr},05$ à celle de $0^{gr},10$ dans les vingt-quatre heures, par doses fractionnées sous forme de pilules molles, de potion, de solution alcoolique prise par gouttes ou de suppositoires.

Les autres antinervins employés semblent agir plus spécialement sur la fibre musculaire elle-même. La belladone, recommandée par Trousseau, ou son alcaloïde, l'atropine, rend de réels services. On peut la prescrire seule (pilules, potions, suppositoires) ou associée à la jusquiame ou à son alcaloïde, l'hyoscyamine. Il est aussi d'une bonne pratique de l'ordonner concurremment avec de petites doses de purgatifs, tels que le podophyllin, l'évonymin, le *Cascara sagrada*, de façon à ne pas seulement vaincre le spasme, mais à obtenir ainsi une évacuation alvine.

Les purgatifs pris à doses laxatives ne seront employés qu'avec réserve, lorsqu'il sera nécessaire de vaincre une coprostase par trop longue. Encore faudra-t-il en faire un choix judicieux.

Les *purgatifs salins* (sulfate de soude, sulfate de magnésie, citrates et tartrates alcalins, eaux purgatives naturelles) ont le défaut d'être irritants pour la muqueuse intestinale en solutions concentrées et de donner lieu, les jours suivants, à une constipation opiniâtre. On ne devra donc y avoir recours qu'à petites doses, largement dilués et seulement dans le cas où l'*on doit agir sur l'état général*, dans les cas d'auto-intoxication d'origine intestinale.

Les *purgatifs cathartiques* (séné, rhubarbe, nerprun, *Cascara sagrada*) sont des excitants de la fibre musculaire intestinale ; *ils sont donc à rejeter ici*.

Il en est de même des *purgatifs drastiques*, tels que l'aloès, le jalap, le turbith végétal, la scammonée, la gomme-gutte, la coloquinte, la bryone, l'huile de croton. Cependant, le podophyllin et l'évonymin, qui appartiennent à ce groupe, peuvent par périodes, être employés à petites doses, associés à la belladone.

Le *calomel* serait un purgatif excellent si l'on pouvait être sûr de ses effets dans les cas de coprostase. Malheureusement, même à dose élevée, les résultats se font attendre chez certains constipés, et l'on peut craindre un début d'intoxication hydrargyrique.

Certaines substances, groupées sous la dénomination de *purgatifs sucrés* (manne, miel, pruneaux, casse, tamarin, glycérine), agissent comme laxatifs. Leur usage est souvent suffisant pour obtenir une selle régulière. Le miel, la glycérine peuvent servir pour édulcorer les tisanes.

Les *purgatifs mécaniques*, qui agissent par leur masse, sans subir de modifications digestives (comme les graines de lin, de moutarde blanche, de psyllium), doivent être rejetés, parce qu'ils encombrent la lumière intestinale et amènent la distension passive de l'intestin.

L'*huile de ricin*, réunie à ce groupe par certains auteurs, bien qu'elle semble devoir ses propriétés purgatives à un acide âcre, est un *excellent purgatif* dans le cas d'entérospasme. Elle doit être prise à dose laxative (une cuillerée à café, 10 grammes environ), le matin à jeun, pour provoquer une selle deux ou quatre heures après. On répète cette manœuvre plusieurs jours de suite, puis on espace les prises.

Nous devons insister sur les bons effets obtenus par la prise d'huile de paraffine, dont l'usage prolongé ne présente aucun inconvénient. Il en est de même de l'agar-agar, qui assure aux selles la mollesse nécessaire à leur progression.

Les *huiles végétales* (huiles d'olive, d'amande, d'œillette), à la dose de deux à trois cuillerées à bouche, prises le matin à jeun ou le soir en se couchant, jouissent de propriétés laxatives.

L'huile d'olive agit beaucoup plus sûrement lorsqu'elle est introduite directement dans le rectum. La technique de ces *injections d'huile* est la même que celle des lavages de l'intestin. On la trouvera décrite en détail dans un chapitre précédent.

L'huile doit être tiède; les injections se font d'abord tous les soirs avant de se coucher et sont gardées toute la nuit. Lorsqu'on obtient une selle tous les jours, on espace les injections; souvent les selles continuent à être régulières plusieurs jours de suite. La quantité d'huile injectée est d'abord de 250 grammes. Si les injections sont journalières et les résultats suffisants, on diminue rapidement la quantité d'huile.

L'huile ainsi injectée semble agir en partie mécaniquement et en partie chimiquement; il se produit en effet de la glycérine, des acides gras, et, en présence de la bile, des savons.

*En résumé*, on se montrera très sobre dans l'usage des purgatifs et très prudent dans leur choix. Toutes nos préférences sont à l'huile de paraffine.

Nous signalerons également les bons résultats obtenus par l'emploi du fiel de bœuf ou de sels biliaires, lorsque la constipation semble être sous la dépendance d'un trouble de la sécrétion hépatique.

De même, dans certains cas, malheureusement impossibles, dans l'état actuel de nos connaissances, à déterminer rigoureusement, la constipation a cessé à la suite de l'ingestion de ferments spéciaux, ou même de bouillons de culture de certains microbes soigneusement sélectionnés et cultivés.

## IX. — TRAITEMENT
## DE LA CONSTIPATION ATONIQUE

Dans la constipation atonique, les indications à remplir sont opposées à celles fournies par le spasme de l'intestin.

C'est ainsi que, par l'alimentation spéciale, nous nous efforcerons d'obtenir de fortes excitations de la muqueuse. Par les différents procédés de thérapeutique physique que nous avons déjà étudiés, mais que nous allons employer maintenant suivant une technique différente, nous obtiendrons des contractions musculaires, afin d'agir sur la trophicité de la fibre lisse elle-même, de l'hypertrophier si possible, de façon à la rendre de nouveau apte à sa fonction.

Nous emprunterons également à la pharmacopée les médicaments qui agissent avec une sorte de sélection sur la fibre musculaire lisse, soit en la tonifiant, soit en provoquant sa contraction, par l'intermédiaire ou non du système nerveux.

Quant aux purgatifs proprement dits, ils ne seront employés, de même que dans la constipation spasmodique, que par intervalles pour obtenir une selle.

Ce traitement demande beaucoup de surveillance; il ne faut pas, en effet, dès le début, exiger trop de travail de la part du muscle intestinal; la fatigue qui en résulterait ne ferait qu'accentuer l'état morbide. Il faut donc agir progressivement et ne demander à la fibre musculaire que le travail dont elle est capable.

Dans les cas où il y a atonie et spasme, il faut de

même éviter par des procédés trop brusques de faire naître, de maintenir ou d'exagérer ce dernier. Souvent même, dans ces cas, il vaut mieux faire abstraction, tout au moins temporairement, de l'atonie et ne traiter que le spasme.

## 1. — RÉGIME ALIMENTAIRE

**Aliments.** — Dans la constipation atonique, on devra faire choix des mets qui, par leur composition chimique, sont susceptibles de réveiller la sensibilité de la muqueuse. Le régime dit *végétarien* est donc tout indiqué, d'autant plus que les végétaux laissent une grande quantité de déchets indigestibles mélangés à de l'eau dans une proportion notable.

Le régime végétarien exclusif aurait donc le triple avantage d'assurer une excitation suffisante de la muqueuse intestinale (par la présence des acides organiques formés aux dépens de la cellulose), une action mécanique sur la musculeuse intestinale par le volume du bol fécal (légère élongation de la fibre musculaire, amenant une contraction de défense), et enfin la fluidité des excreta nécessaire à leur cheminement facile et régulier.

Malheureusement, le régime végétarien exclusif est souvent mal supporté et peu en rapport avec nos habitudes alimentaires; il faudra donc le mitiger par l'emploi de la viande. Bien entendu, on interdira les viandes grasses (viande de porc), la charcuterie, les viandes faisandées. On donnera la préférence aux viandes de boucherie et de basse-cour.

Les rôtis et les grillades sont préférables aux ragoûts, d'une digestion trop difficile pour être autorisés dans tous les cas. Les condiments en petite quantité semblent exercer une action favorable sur la contraction intestinale. Leur emploi modéré sera donc toléré.

Les poissons seront autorisés, quelle que soit leur préparation; cependant on devra s'abstenir des crustacés, des coquillages.

On insistera sur la nécessité de prendre des graisses en certaine quantité; le meilleur moyen de remplir cette prescription est de faire un large usage de beurre de table. Il est, en effet, préférable d'ingérer les graisses isolément, au lieu de les absorber comme assaisonnement. Nous avons déjà vu que les aliments imprégnés de corps gras, soit naturellement, soit par suite de leur préparation culinaire, sont d'une digestion trop difficile.

Les légumes, et surtout les légumes verts, doivent faire la base de l'alimentation, mais leur préparation culinaire est très importante. Si, en effet, on a intérêt à augmenter le volume des déchets de la digestion, il faut du moins que ceux-ci soient facilement mobilisables. On se trouve en présence d'un intestin plus ou moins atteint dans ses fonctions musculaires; nous devons donc autant que possible l'aider dans sa tâche.

Les fibres végétales, composées de cellulose, formant la trame des légumes et qui constitueront la plus grande partie du bol fécal, pourraient, par leur enchevêtrement, former un véritable bouchon; d'où recrudescence de la constipation et quelquefois phénomènes d'occlusion. Il est donc de toute nécessité que les légumes soient finement divisés et hachés. Il est inutile de les faire passer au travers du tamis ou d'une passoire fine; cette manœuvre les priverait d'une trop grande partie de leur cellulose.

Certains légumes farineux, tels que les pommes de terre, les légumes secs, ainsi que les pâtes alimentaires, sont d'une digestion trop complète pour être d'un usage journalier. Inoffensifs, ils ne sont d'aucune utilité. Nous nous bornerons à faire la même remarque au sujet des œufs.

Le lait, employé sous forme de soupe, de laitage, les fromages frais, surtout le fromage blanc à la crème, riche en petit-lait, seront d'un excellent usage.

Les sucreries, les confitures, les crèmes cuites, les crèmes fouettées, les pâtisseries, surtout les pâtisseries sèches, serviront de dessert. Les fruits crus, bien mûrs, ou sinon cuits en compotes, en marmelades, seront donnés à discrétion, réserve faite, bien entendu, de ceux qui contiennent trop de tanin.

L'usage du raisin, pris en grande quantité le matin à jeun (3 à 5 kilos par jour) pendant vingt à vingt-cinq jours de suite, est suivi de succès dans certains cas. La grande quantité d'eau, de sucre et d'acide tartrique que contient le raisin blanc, du groupe des chasselas en particulier, explique cet effet thérapeutique. Il est utile de recommander de rejeter les pellicules et les pépins, sous risque de s'exposer à des phénomènes d'obstruction.

Dans le but d'augmenter le volume du déchet alimentaire, on a recommandé le pain complet. Son usage est excellent, à condition qu'il soit fait avec de la farine non blutée, et non avec de la farine mélangée après coup avec du son. De même, on pourra utiliser le pain fait avec de la farine d'orge, d'avoine, de seigle, etc. Il doit être bien cuit, pas trop compact; il est préférable de le manger rassis. Le pain d'épice, fabriqué avec de la farine de seigle et du miel, peut être recommandé au dessert. En tout cas, il sera bon de s'abstenir de mie, surtout de la mie fraîche et peu cuite.

**Boissons.** — Les *boissons* en quantité suffisante seront prises froides, et, dans quelques cas, il sera préférable de les prendre glacées, de façon à réveiller les contractions intestinales. On donnera la préférence à l'eau, coupée ou non d'un peu de vin blanc.

Dans certains cas, un peu de liqueur alcoolisée, à la fin du repas, semble agir comme stimulant et peut être autorisé.

Le thé léger, le café noir agissent comme toniques; aussi peut-on en permettre l'usage modéré. Certains auteurs préfèrent le café noir préparé à la turque. Le café au lait, préparé avec une grande proportion de chicorée, peut être pris avec avantage le matin à jeun.

## 2. — MASSAGE

La technique générale du massage dans la constipation atonique est la même que dans la constipation spasmodique; nous n'avons donc pas à y revenir ici; seuls les procédés diffèrent.

Quelques auteurs préconisent des manœuvres spéciales, destinées à fragmenter les agglomérations de matières fécales et à les faire cheminer le long du tractus intestinal. Il va sans dire que c'est là une méthode qui ne doit être appliquée que par des mains très expérimentées, alors que l'on est sûr qu'il s'agit bien d'un amas de matières, et non d'une tumeur, d'un gâteau de péritonite localisée, d'un organe déplacé. De plus, ces manœuvres doivent être faites très doucement, les matières dures pouvant devenir une cause de lésions pour la muqueuse, provoquer des éraillures, des ulcérations, d'autant plus facilement que la coprostase a duré plus longtemps. On ne doit faire appel à ce moyen que lorsque les autres procédés (purgatifs, grandes irrigations) auront échoué. Le cheminement artificiel des matières par le massage est favorisé par l'administration, plusieurs heures d'avance, d'un lavement d'eau tiède d'un demi-litre ou d'un lavement d'huile.

Voici la technique de ce massage destiné à exonérer le tube digestif. On commence par vider la partie du gros intestin située entre le rectum et l'agglomération fécale ; on s'adresse donc d'abord à l'S iliaque, puis au côlon descendant, au côlon transverse, au côlon ascendant, et cela successivement suivant le siège reconnu des matières. Les doigts réunis, phalanges étendues, mais fléchis dans leur ensemble sur les métacarpes, sont enfoncés profondément dans la masse abdominale, de façon à atteindre la paroi postérieure ; on pratique alors au niveau du gros intestin, en maintenant les doigts dans leur position, des mouvements de glissement le long de l'anse intestinale, dans le sens, bien entendu, du cours des matières. On parcourt ainsi 5 à 10 centimètres ; faisant alors cesser la pression, on reporte les doigts à 10 centimètres environ en amont du point du début, et l'on recommence le mouvement de glissement et ainsi de suite jusqu'à ce que l'on atteigne la tumeur fécale.

Celle-ci doit être désagrégée. Pour ce faire, les doigts réunis et placés de la façon que nous avons décrite au début s'efforcent d'écraser le bol fécal contre la paroi postérieure et de le morceler.

Dans certains cas, les doigts de chaque main, adossés dos à dos, travaillent dans un sens contraire, par des pressions et des glissements, de façon à diviser la masse. Lorsque celle-ci est fragmentée, on tâche de faire cheminer les fragments le long de l'intestin par les mouvements de glissement que nous avons décrits au paragraphe précédent.

On comprend sans peine combien ce massage peut être dangereux et pourquoi certains auteurs, et parmi eux Herschell, le condamnent absolument.

Lorsque l'intestin en général est vidé, le massage du gros intestin présente, au contraire, de grands avantages, par l'activité circulatoire qu'il provoque et par son action directe sur la contraction intestinale qu'il fait naître. Les différents moyens employés sont le mouvement de *glissement* le long du gros intestin, le *pétrissage* de ses différents segments, les *hachures*, les *pointillages*, les *claquements*.

**Glissements.** — Ils se pratiquent profondément le long du gros intestin, segment par segment, en suivant toujours le sens du cours des matières. Ils ne diffèrent en rien de ceux que nous avons déjà décrits. Le masseur se place du côté gauche, regardant la face du malade, pour masser de haut en bas le côlon descendant et l'S iliaque; effectuant un quart de cercle sur lui-même, de façon à regarder de face l'abdomen, il massera le côlon transverse de droite à gauche; un nouveau quart de cercle, tournant sa poitrine vers les pieds du malade, lui permettra, sans changer de côté, de masser de bas en haut le cæcum et le côlon ascendant. Pour terminer cette manœuvre, après s'être occupé successivement de chaque segment en particulier, on peut effectuer quelques mouvements de glissement d'une seule traite sur tout le parcours du gros intestin, en commençant par le cæcum.

**Pétrissage.** — On saisit profondément une partie du gros intestin entre les pouces ou les bords cubitaux de chaque main enfoncés profondément dans la masse abdominale; par des mouvements de friction exécutés en sens contraire par chaque main, on pétrit entre elles l'anse intéressée. On débute par l'S iliaque, et l'on remonte ainsi petit à petit jusqu'au cæcum.

**Hachures.** — Les hachures se pratiquent avec le bord cubital de chaque main qui vient frapper alternativement la paroi antérieure de l'abdomen, suivant le trajet du gros intestin.

**Pointillages.** — Ceux-ci sont faits par l'extrémité d'un doigt, qui déprime brusquement la paroi abdominale. Ce mouvement, effectué souvent, alternativement avec un doigt de chaque main, se répète rapidement.

**Claquements.** — On frappe plus ou moins fort la paroi abdominale sur les trajets du côlon avec le dos ou la paume d'une main ou des deux mains. Les claquements avec le dos sont plus énergiques qu'avec la paume. On peut également les rendre plus doux en fléchissant légèrement les doigts, de façon à emprisonner une certaine quantité d'air entre la main et la paroi abdominale; c'est alors le *claquement à air comprimé*.

Le massage de l'intestin grêle comprend les manœuvres suivantes : le pétrissage et l'effleurage circulaire.

**Pétrissage de l'intestin grêle.** — D'une main posée à plat sur la région ombilicale, on s'efforce, par la dépression de cette dernière et des mouvements de reptation pratiqués avec les doigts que l'on fléchit progressivement, de saisir et d'écraser ensuite, en fermant plus ou moins la main, les anses de l'intestin grêle. Chez les personnes dont l'abdomen est volumineux, cette manœuvre peut se faire simultanément des deux mains. On peut aussi saisir à travers la paroi, entre les deux faces palmaires se regardant, une portion d'intestin que l'on pétrit par des mouvements de friction faits en sens contraire par chacune des mains, qui tendent progressivement à se rapprocher.

**Effleurage circulaire.** — La pulpe des doigts réunis décrit des frictions circulaires autour de l'ombilic pris comme centre.

En dehors de ces mouvements, qu'il décrit en détail, Illoway recommande également, dans la constipation atonique, le massage vibratoire de l'intestin grêle et du plexus solaire.

## 3. — HYDROTHÉRAPIE

L'usage de l'eau à un calorique défini sera d'une grande utilité, soit en applications externes générales ou locales, soit en applications internes, sous forme de lavements, de lavages ou de cures de boisson. Certaines stations balnéaires se recommandent tout particulièrement par l'action spéciale de leurs eaux sur la fibre intestinale ; c'est le cas de

Châtel-Guyon, avec ses eaux exceptionnellement riches en chlorure de sodium et de magnésium. L'usage interne de ces eaux, en boisson et en entéroclyses, l'emporte sur l'usage externe.

**Hydrothérapie générale.** — 1° *Bains.* — Les bains froids (18° à 20°), pris en piscine ou en eau courante, sont particulièrement recommandables dans la constipation atonique, alors qu'ils n'amènent pas une excitation trop violente.

2° *Douches.* — On aura recours à la douche froide en jet brisé, sans pression, donnée sur tout le corps. Cette manœuvre hydrothérapique a l'avantage sur le bain de permettre de régler plus facilement la réaction.

Lorsque celle-ci sera trop forte et donnera lieu à trop d'excitation, on s'adressera à la douche écossaise, ou à la douche alternative, dont les effets consécutifs sont plus atténués.

3° *Maillot humide.* — Le drap sera trempé dans de l'eau froide, fortement tordu et maintenu autour du corps le temps nécessaire pour avoir une réaction franche; alors seulement on l'enlèvera.

**Hydrothérapie locale.** — 1° *Bains.* — L'application de l'eau froide sur les extrémités inférieures, sous forme de bains de pieds à eau courante, stagnante, ou de douches, provoque des coliques. On peut donc utiliser ce moyen pour réveiller les contractions intestinales.

2° *Douches.* — La douche froide sur le ventre, donnée en jet brisé, ou en pluie, de façon à décrire sur l'abdomen des cercles concentriques dirigés dans le sens du mouvement des aiguilles d'une montre, provoque des mouvements de l'intestin.

Ces effets seront d'autant plus importants que le reste du corps sera porté à une température plus élevée. C'est ainsi que cette douche peut être donnée dans un bain chaud sous forme de douche sous-marine.

3° **Ceintures humides.** — La ceinture d'eau froide souvent remplacée agit de même.

4° **Usage interne de l'eau.** — 1° *En boisson.* — L'eau froide, prise le matin à jeun, provoque des contractions intestinales.

Celles-ci peuvent être douloureuses quand l'eau est glacée. Les coliques font souvent suite, pendant l'été, à l'ingestion de l'eau frappée et des glaces.

On a eu aussi quelques succès avec les cures de petit-lait composé presque exclusivement d'eau et de sucre de lait. On peut se demander si la présence de ce dernier médicament n'agit pas autant que le calorique.

2° *En lavage* (lavements, coloclyse, entéroclyse). — Les lavages de l'intestin peuvent être employés isolément pour obtenir une évacuation intestinale, ou systématiquement d'une façon continue pour agir sur la fibre musculaire elle-même.

Dans le premier cas, ils seront pris sous faible pression; le liquide sera à une température variant entre 37° et 45°; sa quantité ne peut être évaluée; on laissera s'écouler le liquide dans l'intestin jusqu'à ce que le besoin de défécation se fasse sentir; on recommandera alors au malade de se retenir quelques minutes, de façon que l'eau ne soit pas rejetée seule, mais qu'elle entraîne avec elle les matières délayées. En cas d'insuccès, on peut faire appel à la technique suivante: ce premier lavage sera suivi d'un second, fait avec un quart de litre seulement. Cette petite quantité de liquide sera portée le plus haut possible à l'aide d'une grande sonde et gardée plusieurs heures de suite, toute la nuit, autant que possible, si le premier lavage a eu lieu le soir. On peut remplacer avec avantage l'eau par de l'huile. Cette injection d'eau ou d'huile a pour but de ramollir les matières et de leur permettre d'être entraînées par un dernier grand lavage donné le matin.

Pour agir sur la fibre musculaire elle-même, le lavage sera pratiqué dans des conditions à peu près identiques à celles que nous avons recommandées pour la constipation spasmodique. C'est-à-dire que le malade sera couché sur le côté droit; la pression sera de 20 à 30 centimètres. On se servira d'une grande canule en caoutchouc rouge de 30 à 40 centimètres de long. La température de l'eau sera de 45°; la quantité d'eau employée sera de 2 litres au maximum; mais on devra suspendre l'arrivée de l'eau, dès que des coliques se font sentir.

Nous recommandons tout particulièrement de ne jamais dépasser cette quantité de 2 litres: il vaut mieux obtenir la contraction musculaire par les effets du calorique seul que de provoquer une contraction de défense par la distension intestinale.

Il est bon, avant de faire ce lavage, de vider complètement l'intestin. On fera donc un premier lavage avec de l'eau à 37° ou 39°, qui sera rendue quelques minutes après.

Les lavements (c'est-à-dire le lavage du rectum seul) n'auront leur raison d'être que pour provoquer, de temps à autre, une selle, ou que dans les cas d'atonie localisée à ce segment de l'intestin.

Lavements et lavages du côlon peuvent être faits plusieurs jours de suite, mais il convient que les séries soient fréquemment interrompues, de façon à éviter l'accoutumance.

## 4. — ÉLECTROTHÉRAPIE

Grâce à certains courants électriques appliqués à travers la paroi abdominale, on peut provoquer des contractions intestinales. Celles-ci deviennent plus fortes et sont obtenues plus facilement par l'introduction d'une électrode dans le rectum.

Contre la constipation atonique, ce sont les courants faradiques que l'on emploie le plus fréquemment ; on peut aussi utiliser les courants galvano-faradiques ou de Watteville.

Nous décrirons successivement les différents procédés d'application externe et interne de l'électricité.

1° **Méthodes d'application externe.** — *a. Procédé d'Erb.* — L'électrode positive, de 0$^m$,10 à 0$^m$,12 de long sur 0$^m$,05 à 0$^m$,06 de large, est posée et demeure fixée sur la partie supérieure de la région lombaire de la colonne vertébrale.

L'électrode négative, présentant une surface de 0$^m$,05 à 0$^m$,06, est promenée sur la surface antérieure de l'abdomen.

On peut décrire quatre temps dans l'application de l'électrode positive. La durée totale de la séance peut varier de trois à dix minutes.

1$^{er}$ *Temps.* — L'électrode négative déprimant profondément la région cæcale est maintenue immobile quelques instants.

2$^e$ *Temps.* — L'électrode négative est conduite

le long du côlon jusqu'à l'S iliaque et est maintenue immobile dans cette région pendant quelque temps.

*3° Temps*. — L'électrode négative décrit des spirales et des cercles sur toute l'étendue de l'abdomen.

*4° Temps*. — Les deux électrodes sont placées sur la région lombaire, de chaque côté de la colonne vertébrale, et on laisse passer le courant, en ayant soin de le renverser fréquemment.

Le courant employé doit être suffisant pour provoquer de fortes contractions de la paroi abdominale. Dans certains cas, cependant, il sera bon de diminuer l'intensité du courant, sa pénétration pouvant être entravée par les contractions des muscles de l'abdomen.

b. **Procédé d'Illoway.** — L'application de l'électricité faradique par ce procédé dure, au début du traitement, quatre minutes environ; dans la suite, on peut prolonger la durée jusqu'à dix minutes. Ce procédé comprend trois manœuvres distinctes et successives.

*1re Manœuvre*. — L'électrode négative est placée et immobilisée sur le cæcum.

L'électrode positive est promenée le long du côlon, en suivant sa direction; au niveau de l'S iliaque, on la laisse immobile pendant quelques instants; on pratique ensuite des frictions circulaires, au niveau de la région anale, avec la même électrode, qu'on laisse quelque temps immobile sur cette région.

De nombreuses inversions de courant sont pratiquées alors que l'électrode positive est maintenue immobile.

On recommence cette manœuvre plusieurs fois

de suite, en ayant soin de laisser le malade se reposer.

*2ᵉ Manœuvre.* — L'électrode négative est placée sur la partie la plus inférieure du cæcum ; l'électrode positive est posée à un travers de doigt en avant de la négative, sur le trajet du côlon ascendant. Les deux électrodes sont maintenues fixes dans leur situation respective ; on les fait ainsi glisser de deux travers de doigt en deux travers de doigt sur tout le parcours du côlon.

*3ᵉ Manœuvre.* — L'électrode répondant au pôle positif est placée à demeure sur la colonne vertébrale, dans la région lombaire.

L'électrode négative est promenée circulairement d'abord autour de l'ombilic ; puis on décrit avec elle des cercles et des spirales sur toute la surface de l'abdomen.

L'intensité du courant doit être suffisante pour obtenir de fortes contractions de l'intestin au pôle positif.

D'après Sperling, il y aurait avantage à se servir du courant du fil primaire avec des interruptions lentes.

2° **Méthodes d'application interne unipolaire.** — *a.* **Procédé d'Erb.** — Une électrode métallique à bout olivaire, isolée dans un conducteur, est introduite à $0^m,06$ ou $0^m,08$ dans le rectum. On la relie au pôle positif d'un appareil à induction. Cette manœuvre ne produirait aucune sensation désagréable ; tout au plus l'introduction d'une électrode négative ferait-elle naître la sensation d'un léger pincement, d'un picotement ou d'une très légère brûlure.

L'électrode négative est promenée le long du côlon et en spirale sur toute la surface abdominale.

Occasionnellement, on renversera le courant pour permettre au pôle négatif d'agir directement sur la muqueuse, ce qui donnerait de meilleurs résultats.

L'*intensité* du courant sera suffisante pour produire de fortes contractions des muscles abdominaux.

La durée de l'application de l'électricité par ce procédé doit être de trois à dix minutes.

*b. Lavement électrique.* — On introduit dans le rectum une électrode rectale de Boudet (de Paris). Elle est composée d'un tube métallique, flexible, de 0$^m$,20 à 0$^m$,25 de long, ouvert à ses deux extrémités. Sa surface externe est recouverte d'une substance isolante (ébonite, caoutchouc). Il importe que le métal n'ait aucun contact avec la muqueuse; aussi la gaine isolante doit-elle dépasser de quelques millimètres l'extrémité destinée à pénétrer dans le rectum; l'autre extrémité est reliée à un bock à injection placé à 0$^m$,30 ou 0$^m$,40 au-dessus du patient. Cette extrémité est en outre munie d'une borne, pour recevoir le fil qui la met en communication avec le pôle positif.

Le pôle négatif est relié à une large électrode de 100 centimètres carrés de surface environ, placée exactement au milieu de l'abdomen.

Les électrodes mises en place, on laisse pénétrer un demi-litre environ d'eau de Vichy contenue dans le bock. On laisse alors passer le courant en portant successivement son intensité de 10 à 50 milliampères.

On peut employer un courant galvanique continu; mais il est préférable d'avoir recours à des changements et à des interruptions de courant.

La durée est de vingt à vingt-cinq minutes ; d'après le D' Zimmern, on ne doit pas dépasser vingt-cinq minutes.

Le lavement électrique fait naître le besoin de la défécation, soit pendant, soit quelques minutes après son application.

Cette méthode rend de grands services, surtout dans les cas d'occlusion intestinale, de coprostase.

3° **Galvano-faradisation.** — *a. Procédé de Watteville.* — Par ce procédé, on soumet l'abdomen simultanément à un courant galvanique et faradique. Pour obtenir ce résultat, on relie le pôle négatif de la batterie galvanique au pôle positif de la bobine induite ; les électrodes sont réunies l'une au pôle négatif du courant induit, l'autre au pôle positif du courant galvanique. L'une d'elles, large, est placée sur le dos, tandis que l'autre est maintenue d'abord sur la région ombilicale, puis promenée le long du côlon. Erb place le pôle positif sur le dos et le pôle négatif sur l'abdomen. On utilise de forts courants avec de fréquents renversements voltaïques. La durée de l'application est de huit à dix minutes.

*b. Procédé de Broese.* — Ce procédé diffère du précédent en ce que Broese se sert du courant faradique du fil secondaire, poussé de suite à son maximum pendant que l'intensité du courant galvanique monte progressivement de 50 à 75 milliampères.

*c. Procédé de Courtade.* — Il exige les appareils suivants :

1° Une large plaque de zinc recouverte de peau de chamois ;

2° Une électrode en charbon cylindrique de $0^m,04$

de long et de 0ᵐ,008 de large, reliée par une de ses extrémités à un conducteur isolant flexible;

3° Une électrode en charbon circulaire de 0ᵐ,04 de diamètre, recouverte de peau de chamois;

4° Un appareil faradique avec deux bobines, l'une de gros fil, l'autre de fil fin;

5° Une batterie galvanique;

6° Une machine statique.

La séance d'application comprend: *a*. le traitement préparatoire; *b*. le traitement proprement dit.

I. TRAITEMENT PRÉPARATOIRE. — Franklinisation générale. Il s'agit d'un bain statique d'un quart d'heure de durée, avec production d'effluves et d'étincelles sur la région abdominale.

II. TRAITEMENT PROPREMENT DIT. — Il comprend plusieurs manœuvres:

*1ʳᵉ Manœuvre.* — On introduit dans le rectum, aussi haut que possible, l'électrode cylindrique en charbon. La plaque de zinc est posée, suivant les cas, sur l'S iliaque ou sur le cæcum. On fait alors passer, pendant trois ou quatre minutes, le courant induit de la bobine à gros fil.

*2ᵉ Manœuvre.* — Les électrodes sont laissées en place, mais mises en communication avec la batterie galvanique. Le courant ne doit pas être continu, mais il doit affecter la forme d'ondes rapides (ces ondes sont obtenues en passant rapidement de 0 milliampère à 20 ou 40 milliampères et en ramenant le courant à zéro); de plus, le courant sera fréquemment interrompu.

La sensibilité individuelle réglera la force du courant employé. On ne devra jamais dépasser 40 milliampères, surtout si l'on ne pratique pas d'interruption.

Bien que l'électrode en charbon soit peu susceptible de produire des escarres, il est plus prudent de modifier sa position de temps en temps et de renverser assez souvent le sens du courant.

La durée de l'application est de huit à dix minutes.

*3° Manœuvre.* — On termine la séance de cette façon. L'électrode rectale est retirée; on la remplace par l'électrode circulaire en charbon, qui sera promenée sur l'abdomen; l'électrode en étain sera placée sur la région lombaire. Le courant galvanique sera remplacé par le courant induit de la bobine à fil fin.

Nous avons multiplié à dessein les descriptions des divers procédés, car il est utile de pouvoir modifier la méthode employée d'application externe ou interne, selon les cas et le moment du traitement.

Les deux méthodes interne et externe sont habituellement employées à chaque séance dans une proportion de durée variable avec les effets produits et l'habitude du traitement que prennent les malades.

Le nombre des séances variera avec la gravité, la durée de l'affection et les résultats obtenus.

## 5. — MÉDICAMENTS

Certains médicaments peuvent être donnés par période, pour agir d'une façon directe sur la fibre musculaire intestinale.

La noix vomique peut être donnée sous forme de teinture, isolément ou mélangée à d'autres amers. On peut aussi s'adresser à son alcaloïde, la strychnine. Le sulfate de strychnine peut être ordonné en pilules de 1 milligramme (quatre à six pilules par jour) ou en potion.

La fève de Calabar et son alcaloïde, la physostigmine, ont été employés avec succès et sont recommandés par Brunton et Helbing. Granzio a obtenu de bons résultats avec l'ergot de seigle.

Certaines substances purgatives, telles que le *Cascara sagrada*, l'évonymin, le podophyllin, le jalap, le turbith végétal, la scammonée, la gomme-gutte, la coloquinte, l'*Elaterium*, la bryone peuvent aussi être employée, mais non pas *à dose purgative*; on ne cherche, en effet, qu'à mettre à profit leur action sur la fibre musculaire lisse, et non leur action purgative, qui s'accompagne presque toujours de phénomènes d'irritation muqueuse, de symptômes de gastro-entérite et de congestion du rectum, si les fortes doses sont souvent répétées.

De temps en temps, on produira un effet purgatif avec l'huile de ricin, le citrate de magnésie, le *Cascara sagrada* ou le podophyllin, à moins que les indications tirées de l'état général nécessitent un autre purgatif. En tout cas, on se montrera très sobre de cette médication, dont l'abus compromettrait les résultats du traitement par les moyens physiques.

## X. — TRAITEMENT DU RELACHEMENT DE LA PAROI ABDOMINALE

Très fréquemment, le malade atteint de constipation présente une faiblesse particulière de la paroi abdominale antérieure, quels que soient, du reste, son âge, son sexe et les causes qui ont pu amener le relâchement de la sangle musculo-aponévrotique.

Il est de toute nécessité de remédier à cet état de choses par un traitement à la fois symptomatique et curatif.

**Traitement symptomatique.** — On conseillera au malade le port d'un appareil spécial qui assurera la « prothèse » de la paroi abdominale. Les différentes sangles en usage ont le tort d'être trop étroites, de ne soutenir que le bas-ventre, sans maintenir la partie sus-ombilicale. Les ceintures ventrières ne soutiennent et ne compriment rien, ou bien exercent une compression néfaste au niveau de l'ombilic.

Il faut : 1° que le ventre soit maintenu et légèrement comprimé dans toute son étendue, pour ramener la tension gazeuse intra-intestinale à sa normale ; 2° que la région hypogastrique subisse une pression dirigée de bas en haut, de façon à relever les viscères et à les maintenir à leur place respective et normale en cas de ptose, si fréquente dans la constipation ; à cet effet, il est quelquefois nécessaire, chez les personnes à ventre plat, d'avoir recours à une pelote pneumatique ; 3° que, tout en laissant libres les régions épigastriques et des fausses côtes, celles-ci soient maintenues et légèrement soutenues, si l'on veut que la compression abdominale soit effective et qu'il ne se produise pas un élargissement de la base du thorax par refoulement en haut des viscères, avec gêne consécutive de la respiration.

Quelques corsets, construits d'après ces indications précises, doivent donc être préférés à tous les autres moyens de contention abdominale. On peut aussi avoir recours à des « ceintures spéciales » fort larges, en tissu élastique, emprisonnant le tronc depuis la ligne horizontale passant par le pubis jusqu'à celle qui passe par la base des seins. Des systèmes de lacets permettent de modifier la compression suivant la région.

**Traitement curatif.** — On s'adressera :

1° *A l'électricité* (la technique est celle employée pour l'intestin);

2° *Au massage;*

3° *A la gymnastique médicale.*

*Massage.* — Le massage comprendra les manœuvres connues et déjà décrites, c'est-à-dire l'*effleurage*, les *frictions*, le *pétrissage*, les *hachures*, les *pointillages*, les *claquements*. Ces quatre dernières manœuvres dans la constipation atonique s'adressent simultanément à l'intestin et à la paroi. Dans les cas de constipation spasmodique, elles demandent à être pratiquées très doucement, très superficiellement, de façon à ne pas faire naître de contractions intestinales. Chez certains sujets particulièrement sensibles, il vaudra mieux s'abstenir de ces manœuvres et avoir recours aux mouvements de gymnastique.

*Gymnastique médicale.* — Certains mouvements de gymnastique empruntés aux exercices d'assouplissement, à la méthode de gymnastique avec agrès, ou encore à la méthode suédoise, doivent être recommandés aux constipés atones ou spasmodiques qui présentent une faiblesse particulière des muscles abdominaux.

Nous limiterons la description de ces exercices à ceux qui ont exclusivement en vue la contraction isolée ou synergique des différents groupes musculaires de l'abdomen. Ils peuvent tous s'effectuer sans l'aide d'appareils spéciaux. Les autres sont certes excellents, mais leur description détaillée nous entrainerait trop loin.

Ces mouvements peuvent être passifs, c'est-à-dire qu'on les fait exécuter au sujet sans que celui-ci ait à faire le moindre effort; ils peuvent être actifs, c'est-à-dire qu'ils sont exécutés par le patient lui-même sans aucun aide; ils peuvent aussi s'accompagner d'une résistance; dans ce cas, l'assistant oppose une certaine force au mouvement qu'il fait exécuter. Nous préférons de beaucoup, pour notre part, cette résistance intelligente, pourrait-on dire, facile à graduer suivant les forces du sujet, à la résistance passive obtenue par des poids, des haltères ou des lacs en caoutchouc.

Il importe avant tout, et c'est là une règle qui ne supporte pas d'exception, si l'on veut arriver à tonifier, à augmenter la puissance des muscles, de proportionner toujours la résistance *à la force musculaire actuelle*. La surveillance des séances de gymnastique doit donc être établie de près; le choix des mouvements ne doit pas être laissé au hasard: il faut agir progressivement et faire un entrainement régulier. Chaque mouvement, en particulier, ne doit pas être une secousse, une contraction courte, brusque et irrégulière; il doit se faire régulièrement, lentement et complètement.

Le moment de la journée où ces mouvements s'exécutent a son importance; sous aucun prétexte ils ne doivent s'accomplir pendant la digestion. L'heure la plus favorable est celle du réveil ou celle choisie généralement pour se présenter à la selle, car souvent le besoin de la défécation se fait sentir après la séance de gymnastique. La contraction isolée des muscles et surtout leur contraction synergique font, en effet, subir aux gaz de l'intestin des variations de pression, et à la masse intestinale un pétrissage, qui favorisent ou mettent même en action le péristaltisme normal.

Les hernies ne sont pas une *contre-indication* à ces exercices, si elles sont bien maintenues par un bandage; il en est de même de l'éventration; le port d'une ceinture comprimant l'abdomen ou d'un caleçon en tissu élastique s'impose alors. Ces appareils, véritables appareils de *prothèse* abdominale, sont aussi nécessaires dans les cas de grande faiblesse de la paroi abdominale; grâce à eux, la force de compression résultant de la contraction des muscles abdominaux et du diaphragme devient effective et s'exerce suivant le sens normal.

Après avoir décrit les différents mouvements isolés, en les groupant d'après leur action physiologique particulière ou principale, nous passerons en revue les mouvements synergiques ou d'ensemble.

Une fois pour toutes, tous les mouvements dont la description va suivre seront passifs, actifs ou s'accompagneront d'une résistance à vaincre, suivant l'énergie musculaire du sujet. Ils s'effectuent suivant les besoins et les convenances, couché, assis, à cheval ou debout.

1° **Mouvements produits par la contraction du diaphragme.** — Ce mouvement est effectué par l'inspiration forcée dans la respiration à type inférieur ou abdominal.

Chez les hommes, ce mouvement est facile à obtenir en les faisant respirer largement et profondément. On peut, du reste, augmenter l'énergie de la contraction diaphragmatique en faisant porter les épaules en avant et croiser avec force les avant-bras sur le haut du thorax; on supprime ainsi en partie l'action élévatrice sur les côtes, du petit pectoral et du grand dentelé, tout en empêchant l'expansion du thorax supérieur; le diaphragme fait à peu près à lui seul tous les frais de l'inspiration. C'est cette position qu'il faudra faire prendre aux femmes. Chez elles, le type ordinaire de la respiration est supérieur ou pectoral. Il faudra donc tout d'abord leur apprendre à respirer avec le diaphragme, en entravant le jeu des côtes supérieures. Il sera quelquefois nécessaire de se placer derrière elles et de maintenir le haut de leur thorax entre sa propre poitrine en arrière et ses bras croisés sur le haut de leur poitrine en avant.

2° **Mouvements produits par la contraction des droits de l'abdomen.** — 1° *Le malade étant couché.* — Le malade est étendu, dans l'extension complète, en décubitus dorsal, les jambes réunies, les bras croisés sur la poitrine. Il doit alors s'asseoir sur son séant sans que les pieds quittent le plan du lit. On peut diminuer la force nécessaire à ce mouvement: 1° en maintenant d'une main les membres inférieurs;

2° en soulevant plus ou moins les épaules et le tronc soit avec des oreillers, soit avec un plan incliné ; 3° en glissant une main sous les épaules et en aidant ainsi le malade en lui soutenant légèrement le corps.

On peut, au contraire, augmenter la force à déployer : 1° en faisant replier et croiser les bras sous la tête ; 2° en les faisant étendre sur le plan du lit de chaque côté de la tête et en les maintenant dans cette position pendant l'exécution du mouvement ; 3° en faisant prendre dans chaque main un poids, les bras étant placés dans la position précédente ; 4° par l'application des mains d'une autre personne sur les épaules ; 5° en faisant coucher le patient au travers du lit, de façon que les membres inférieurs et le siège reposent seuls sur le matelas, le tronc restant dehors. On maintient solidement les pieds, pendant que le tronc est rejeté en arrière. Le corps ainsi placé en hyperextension est ramené lentement d'abord dans la rectitude, ensuite dans la flexion. Pendant toute la durée de ce mouvement, les bras restent croisés sur la poitrine.

2° *Le malade étant debout.* — Les membres inférieurs sont rapprochés et maintenus étendus, les bras sont élevés à la hauteur des épaules et amenés parallèlement en avant, les poings fermés. On exécute alors plusieurs fois de suite des mouvements de flexion du tronc en avant. On peut ainsi faire ramasser avec les deux mains un objet posé à terre devant les pieds.

3° **Mouvements produits par la contraction des masses musculaires sacro-lombaires.** — 1° *Le malade étant couché.* — Le malade, les jambes réunies, est étendu en décubitus abdominal, les bras croisés derrière le dos; il est alors invité à étendre le tronc sur le bassin, c'est-à-dire à soulever son thorax au-dessus du plan du lit.

On peut faire également coucher le malade en décubitus abdominal au travers du lit, de façon que le thorax et la partie supérieure de l'abdomen restent sans soutien. Une main de l'assistant est appliquée sur les mollets, l'autre sur le sacrum, de façon que les mouvements de flexion et d'extension que l'on fait exécuter par le tronc se passent bien dans les articulations de la colonne lombaire et non dans celles des hanches.

2° *Le malade étant debout.* — Ce sont les mêmes mouvements que ceux décrits au paragraphe des exercices exécutés avec les muscles droits de l'abdomen. On peut les rendre plus effectifs en faisant porter un haltère des deux mains, les bras horizontalement tendus en avant et restant immuables dans cette position pendant toute la durée du mouvement.

4° **Mouvements produits par la contraction des muscles latéraux.** — 1° MOUVEMENTS DE LATÉRALITÉ. — Le malade est debout, les jambes étendues et réunies, les mains posées sur les hanches. Il se penche alors latéralement à droite et à gauche, le corps restant toujours dans le même plan vertical.

2° MOUVEMENTS DE ROTATION. — a. *Du tronc sur le bassin.* — Le malade est dans la situation que nous venons de décrire; l'assistant maintient de ses deux mains le bassin, de façon à l'immobiliser. On porte alors alternativement à droite et à gauche la face antérieure de la poitrine.

b. *Du bassin sur le tronc.* — Le malade est assis sur un tabouret tournant, assez élevé pour que ses pieds ne reposent pas à terre. L'aide se place derrière, croise ses bras sur la poitrine du patient, de façon à maintenir en arrière son thorax contre sa propre poitrine. Il s'agit alors d'exécuter des mouvements de rotation de droite à gauche avec le bassin.

5° **Mouvements produits par la contraction du psoas iliaque.** — 1° *Mouvements de flexion de la cuisse sur l'abdomen.* — Le malade étant debout, on lui fait lever alternativement chaque cuisse jusqu'à ce qu'elle arrive à angle droit.

2° *Mouvements de rotation de la cuisse en dehors.* — Le malade étant couché en décubitus dorsal, les jambes rapprochées et étendues, on l'invite à faire tourner en dehors sa cuisse.

6° **Mouvements produits par la contraction synergique de plusieurs muscles.** — 1° *Mouvements de rotation latérale et de flexion du tronc sur le bassin.* — Le malade étant debout, les jambes réunies et dans la rectitude, on lui fait ramasser une épingle par terre, et cela d'une seule main.

2° *Mouvements de rotation, de flexion antérieure et latérale* (mouvements de circumduction du tronc sur le bassin). — Le malade étant debout, les jambes étendues et raides, exécute avec son tronc un mouvement de circumduction tel qu'il décrit avec le haut du corps un cône dont le sommet répond au bassin. Ce mouvement doit être très étendu et exécuté très lentement, de façon que chaque muscle se contracte séparément, l'un après l'autre.

3° *Mouvements de rétraction et de relâchement alternatifs de l'abdomen.* — Le malade, étendu en décubitus dorsal ou debout, contracte fortement la paroi antérieure de l'abdomen, de façon à effacer son ventre; puis la projette vigoureusement en avant.

4° *Mouvements du rameur*. — On s'asseoit sur un siège très bas, et l'on fait manœuvrer de chaque main simultanément des rames montées sur pivot de chaque côté et un peu en avant du siège. Un système d'élastiques forme résistance aussi bien à l'aller qu'au retour de la rame. Le tronc exécute alors des mouvements de flexion et d'extension dans le plan sagittal.

5° *Mouvements de l'effort*. — Le malade fléchit à angle droit les cuisses sur les jambes et le tronc sur les cuisses; il fait alors une inspiration forcée, ferme la glotte et contracte fortement sa paroi abdominale. C'est la répétition de l'effort fait pendant la défécation.

7° **Exercices divers destinés à amener des changements brusques dans la position des différents viscères.** — Certains mouvements exécutés par le corps entier agissent sur la masse intestinale, en provoquant des secousses, des changements brusques de position.

Ces exercices ne doivent se faire que lorsque l'abdomen est maintenu par une ceinture; ils sont contre-indiqués chez les « grands spasmodiques ». Ils comprennent :

1° Le *saut à pieds joints*;
2° Le *saut au tremplin*;
3° Les *mouvements d'équitation* faits sur le cheval de bois immobile ou sur des chevaux de bois spéciaux, auxquels on peut communiquer mécaniquement le mouvement du trot ou du galop.

## XI. — TRAITEMENT DE LA CONSTIPATION DANS L'ENFANCE

Bien que les enfants, dans les premiers mois de leur existence, présentent rarement de la constipation habituelle, certains d'entre eux ont des selles qui sont épaisses, denses, quelquefois même argileuses ou terreuses. Une alimentation mieux réglée, quant à la quantité et à la qualité, suffit le plus souvent pour rendre aux déjections leur consistance normale.

Chez l'enfant élevé au sein, ce sont surtout le nombre des tétées et la quantité de lait prise à chaque fois qu'il faut surveiller. Des tétées insuffisantes ou trop espacées diminuent la quantité des excreta, qui séjournent par conséquent plus longtemps dans l'intestin; de là des matières dures. Il s'agit, en réalité, d'une fausse constipation par défaut d'alimentation.

Des tétées trop abondantes ou trop rapprochées peuvent amener de la distension, puis de l'atonie gastro-intestinale.

Dans certains cas, il semble que l'on puisse incriminer le lait de la nourrice; il faudra alors surveiller sévèrement son régime et l'empêcher, sous prétexte de « se fortifier », d'abuser des aliments azotés, des boissons alcoolisées, des toniques.

Chez le bébé élevé au biberon, le lait de vache pur peut amener de la constipation. Cela n'a pas lieu si l'on a soin de le couper avec de l'eau d'orge ou l'eau pure exempte de sels de plomb et de chaux.

Inutile d'insister sur les graves inconvénients qui résultent de l'habitude de donner aux enfants en bas âge des aliments grossiers ou peu digestibles pour eux (pain, viande, légumes).

Au moment du sevrage, il faudra renouveler la surveillance. C'est une période de transition importante, et ce n'est que petit à petit que l'on peut amener sans danger l'enfant à prendre la nourriture des parents. Le lait, les laitages, les farines alimentaires, les œufs feront les frais de la première alimentation. Successivement on autorisera les purées de féculents, les pâtes alimentaires, les purées de légumes verts non acides, les poissons bouillis, la viande rôtie ou grillée (en dernier lieu et autant que possible pas avant deux ou même trois ans).

Dans la seconde enfance, le régime doit être mixte et comprendre les végétaux en grande proportion.

Une nourriture bien choisie, jointe à une hygiène générale bien entendue, est le meilleur traitement prophylactique de la constipation.

Si ces moyens simples ne suffisaient pas dans les cas de constipation rebelle, on devrait entreprendre une cure par les moyens physiques.

En tout cas, il faut se montrer très prudent dans l'usage des lavements, des laxatifs même très légers, qui ne font qu'augmenter le trouble intestinal.

# TABLE DES MATIÈRES

| | |
|---|---|
| Préface | 5 |
| I. — Définition | 9 |
| II. — Étiologie | 13 |
|     1. — Causes agissant sur la sensibilité de la muqueuse | 13 |
|     2. — Causes agissant sur la contraction musculaire elle-même | 14 |
|     3. — Causes agissant sur l'innervation | 16 |
|     4. — Causes agissant sur la circulation | 17 |
| III. — Pathogénie et considérations thérapeutiques | 18 |
| IV. — Symptômes | 23 |
| V. — Diagnostic. — Pronostic | 32 |
|     1. — Diagnostic | 32 |
|     2. — Pronostic | 34 |
| VI. — Règles générales du traitement | 35 |
| VII. — Hygiène générale | 37 |
| VIII. — Traitement de la constipation spasmodique | 41 |
|     1. — Régime alimentaire | 41 |
|     2. — Massage | 46 |
|     3. — Hydrothérapie | 53 |
|     4. — Electrothérapie | 59 |
|     5. — Médicaments | 61 |
| IX. — Traitement de la constipation atonique | 65 |
|     1. — Régime alimentaire | 66 |
|     2. — Massage | 69 |
|     3. — Hydrothérapie | 73 |
|     4. — Electrothérapie | 77 |
|     5. — Médicaments | 83 |
| X. — Traitement du relâchement de la paroi abdominale | 85 |
| XI. — Traitement de la constipation dans l'enfance | 94 |

www.ingramcontent.com/pod-product-compliance
Lightning Source LLC
Chambersburg PA
CBHW070310230526
45470CB00002B/806